U0093869

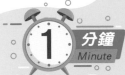

1 分鐘 Minute

速效
最強圖解按摩自療書

對症取穴
輕巧本

台灣中醫皮膚科醫學會理事長 **賴鎮源** / 著

**輕鬆徒手按穴 ×
告別小病小痛**

- 肝俞穴
- 脾俞穴
- 胃俞穴
- 大腸俞穴
- 小腸俞穴

現代人重視生活品質，飲食也日漸精緻化，所以三高成了現代文明病，而失眠、腰酸背痛、腸胃機能減弱等，也是現代常見的病症。然而，為什麼生活品質變高，身體毛病卻越來越多呢？因為人們太疏於控管健康，造成大病小症不斷。

本人教學研究數十載，長期推崇經絡穴位按摩養生法，但穴位按摩雖有療效，取穴位置是否到位、如何搭配其他穴道保健身心、力道推壓是否得宜等，皆關乎健康，甚至性命之危，因此具備基本的穴道按摩常識，無論是日常調理或緊急時刻都能派上用場。

本書收錄的穴位都是常見的保養穴道，有詳盡的穴位解說、對症主治、3D取穴、按摩手法和使用力道等，並提倡藥食同源，食補搭配穴道保健，且全書採用精美的圖示和淺顯的文字、引用經典的古代醫學文獻，用現代的中醫觀點解讀珍貴的醫學寶典，讓使用本書的讀者都能輕易上手、改善病症。

中國醫藥大學 中醫學院教授　張永賢

按摩無論從中醫或西醫的觀點而言,都是非常鼓勵推崇的日常養生法,因為按摩可以促進血液、淋巴的流動、排除代謝物,緩解肌肉酸痛、增加肌肉的延展性和彈性、緩解疲勞、刺激內臟機能、放鬆並舒緩壓力等。這類療法不僅沒有副作用和後遺症,也能有效增益健康,調理體質。

各地的按摩技巧和習慣略有不同,例如泰式按摩有很多關節伸展和拗折的動作;傳統中式按摩則注重敲擊和拍打;歐美的按摩手法則偏向精油推拿;而站在中醫的角度,我非常推崇穴道按摩,很久以前的遠古時期,相傳黃帝與歧伯等多位大臣經常研究醫學和人體養生等言論,後人將這些言論整理成書,成為經典的中醫理論巨作《黃帝內經》,其中對人體結構及全身經絡的運行狀況有詳盡的描述,經絡於體內運行,而穴道則外顯於體表,故經絡與穴道互為表裡,若能對症點穴,在適當的穴位上按摩揉壓,便能解除不適病症,達到強身健體的療養功效。

在科技日新月異的發展下,三高等文明疾病迅

速竄起，高血壓、高血糖和高血脂變得普及，甚至出現許多新型流感，引發全球恐慌。有些疾病來得兇猛，一旦患上便無力抵抗，所以大眾的養生意識亦因此抬頭，並回歸原始不傷身的調養方法，穴道按摩即是其中之一。

《靈樞‧經別》記載：「十二經脈者，人之所以生，病之所以成，人之所以治，病之所以起，學之所始，工之所止也。粗之所易，上之所難也。」從此段文獻可知，經絡遍佈人體，不僅與臟腑有所連結，身體有任何病症還會表現在位於經絡的穴道上，所以無病者透過穴道按摩可保健身心；患疾者可利用穴道按摩，並輔以中藥調治和食補療養，如此便能驅除病灶，達到保健之效。

經由我二十多年的行醫經驗與研究辯證，從人體中的三百多個穴位中去蕪存菁後，嚴選出一百五十四個對日常養護和各式病症皆有重要意義的穴道，書中除了詳述文獻對穴道的記載和作用，更清楚圖示每個穴位所在，讓讀者透過簡單易懂的方式療養身心。

中華民國中醫傳統醫學會理事長　賴鎮源

1秒鐘！找到穴位不費力

指幅測量法

自我取穴時，用「同身尺寸」的方式找穴位最為方便，意即利用手指作為測量長度的單位。因每個人的手指與身體其他部分會呈比例，故用自己的手找穴位，能減少誤差出現。

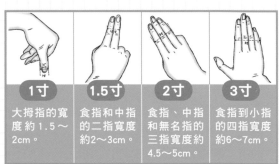

1寸	1.5寸	2寸	3寸
大拇指的寬度約 1.5～2cm。	食指和中指的二指寬度約2～3cm。	食指、中指和無名指的三指寬度約4.5～5cm。	食指到小指的四指寬度約6～7cm。

▶▶ **固定位置**：身體上的各部位都能當作穴道位置，包括眉毛、腳踝、手指或指甲、乳頭、肚臍等，例如印堂穴位於雙眉的正中央；膻中穴位於乳頭中間的凹陷處。

▶▶ **動作位置:**配合做某些動作或姿勢，可準確找到穴位，如打哈欠張口時，耳屏前的凹陷處即為聽宮穴。

身體測量法

利用身體部位和線條作為穴道測量，也是輕鬆簡易的取穴方法。下圖即標出各部位的距離，以便讀者取穴。

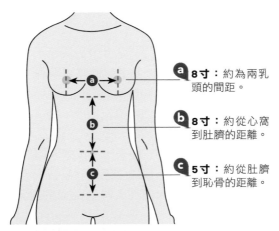

ⓐ **8寸:** 約為兩乳頭的間距。

ⓑ **8寸:** 約從心窩到肚臍的距離。

ⓒ **5寸:** 約從肚臍到恥骨的距離。

手感碰觸找穴法

▶▶ **觸摸法:**用手指的指腹撫摸皮膚，若感覺皮

膚的粗糙感，摸到硬節或出現尖刺感，可能就是穴位所在。

▶▶ **抓捏法：**以食指和大拇指輕捏感覺異常的皮膚部位，前後掐揉，若有揉到經穴部位，會出現明顯的疼痛感，身體亦會反射性地抽動與閃躲。

▶▶ **按壓法：**使用抓捏法後，可進一步以按壓法確認，當指腹按到點狀或條狀的硬節，就能確定其為經穴所在。

禁止按摩的時間

❶ **飯後半小時內：**飯後為了促使腸胃運作，人體的血液會集中在腸胃幫助消化，此時若按摩腹部，反而會使血液流至他處，造成消化不良和脹氣的問題。

❷ **發燒37.5度以上：**一般來說，按摩穴道會對身體產生刺激，所以除了適用於感冒、發燒等症狀的穴道外，若在人體發高燒時按摩，會導致病情加重。

❸ **酒後：**喝酒後，身體會發熱，此時按摩如同火上加油，易發生嘔吐不適等症狀。

❹ **穴道周圍有異常狀況時：**關節腫痛、骨折、脫臼等傷害，刀傷、燒燙傷和擦傷等皮膚外

傷，或濕腫瘡等皮膚病，皆不適合進行穴道按摩，以免加重疾患。

⑤ **手術後**：視其動手術的部位而定，若按摩手術部位，恐有傷口尚未癒合，而再度裂開；故按摩部位若不是在手術部位則無大礙。

⑥ **空腹**：人體處於飢餓狀態時，體內血糖偏低，過度按摩反而會耗損能量。

⑦ **子午之時**：夜晚23：00～凌晨01：00時，身體處於休眠狀態，若施力按摩易精神興奮，而不能好好休息；上午11：00～下午13：00時，氣血最旺盛，按摩會助長氣血使之過旺。以上時段除非是急救，否則皆不適合按摩穴道，其餘時間的限制則不大。

推薦按摩的最佳時機

① **早晨起床**：早上剛甦醒時，氣血最為平穩，抽空按摩1分鐘可以提振精神、促進食慾，並放鬆身心，以享用一頓營養早餐。

② **洗完澡**：洗澡後，身體血液循環變好，可以增進按摩效果，協助排除毒素。

③ **就寢前**：準備休息睡眠前，心情會感覺放鬆平靜，此時按摩不僅能助眠安睡，也能有效舒緩情緒和身體不適。

目錄 CONTENTS

Chapter 1
病毒入侵耳鼻喉！
護聲通耳鼻的保養穴道

Chapter 2
效果就是快！
立即舒緩症狀的特效穴道

Chapter 3

隨手輕鬆養生！
提神寬心的保健穴道

Chapter
4

打造明眸亮眼！
清晰不模糊的護目穴道

Chapter 7

心胸肺喘咳不止！
舒暢心肺的止咳穴道

Chapter 8

對病症點好穴！
和緩病痛的療癒穴道

Chapter 9

肩背腰腿酸麻痛！
強健筋骨的活絡穴道

Chapter 10

告別婦科和生殖隱疾！
造血益腎的滋補穴道

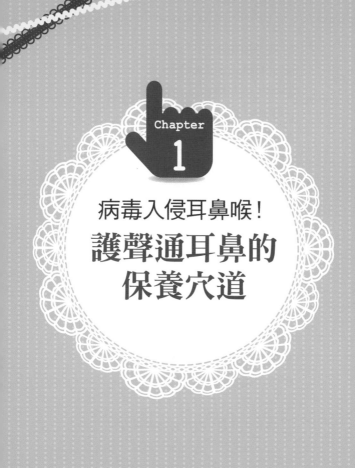

Chapter
1

病毒入侵耳鼻喉！
護聲通耳鼻的
保養穴道

耳、鼻、喉是身體最容易響起警報的部位,尤其是碰到天氣驟然轉變、換季和流行感冒病毒的肆虐時,中耳炎、鼻塞、鼻子過敏、喉嚨痛等病情就會趁機在身體蔓延,但千萬不要等到生病才急著找耳鼻喉科醫生;耳、鼻、喉的保養,可以從本章教你的穴道按摩*start*!

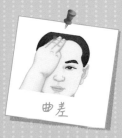

曲差

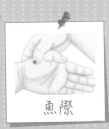

魚際

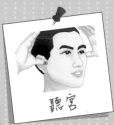

聽宮

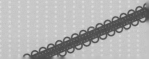

緩解耳疾和癲癇
顱息穴

1秒3D透析穴道

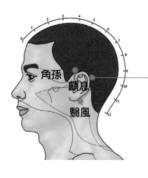

角孫

顱息

翳風

位於人體頭部的兩側，在角孫與翳風之間，沿耳輪連線的上、中1/3 的交點處。

1分鐘按摩點點穴

　　此穴位名出自《針灸甲乙經》，別名顱囟。除了緩解耳疾，還能治療呼吸系統的疾病，如哮喘，並對身體發熱、脅肋痛等病症也有調理、改善的作用。將食指與中指併攏，輕貼於耳後根處，順時針按摩，每天早晚各一次。

對症配穴

★ 小兒驚癇（又稱急驚風），指的是因外受風寒、中暑，或乳食積滯、飽受驚恐而得之病症，請按▶**顖息+太衝**。

★ 經常感覺嗜睡、頭腦昏沉的人，表示腦部血液循環不佳，因此容易偏頭痛，請按▶**顖息+天衝、腦空、風池、太陽**。

按摩Check表

按摩時機	按壓力道	二指壓法	按摩功效
需專注時	輕		通竅聰耳、鎮壓驚恐。

穴道自癒力

1. 按摩此穴能治療呼吸系統的疾病，如喘息、哮喘，並改善身熱、脅肋痛等病症。

2. 對於頭痛、耳鳴、耳痛、耳聾、耳腫流膿、中耳炎、視網膜出血、小兒驚癇、嘔吐涎沫等症狀，具有明顯的緩解和治療作用。

通暢耳竅聽力佳
聽宮穴

■ 1秒3D透析穴道

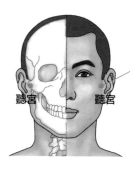

聽宮　　　　聽宮

位於面部，耳珠
前，下頜骨髁狀突
的後方，張口時兩
側呈凹陷處即是。

■ 1分鐘按摩點點穴

　　目視前方，口微微張開。舉起雙手到耳旁，指
尖朝上，掌心向前。將大拇指指尖置於耳珠前凹陷
正中處，指尖所在處即是聽宮穴。以大拇指指尖輕
輕揉按，每次左右（或雙側同時）按壓。搭配翳風
和中渚，可改善耳鳴的現象。

對症配穴

★ 長期耳鳴的人，可能會出現短暫耳聾的現象；突然地耳聾來自感冒、壓力、免疫力下降等產生病變因素而引起，原因繁多，必須儘速就醫檢查，而日常對聽力的保健請按▶**聽宮+翳風、中渚**。

 按摩Check表

按摩時機	按壓力道	拇指壓法	按摩功效
隨時	中		聰耳、寧神、止痛。

穴道自癒力

1 此穴主要是治療與耳朵及聽覺有關的各種疾病，如耳鳴、耳聾、中耳炎、外耳道炎等。

2 長期按摩，對於治療失聲、牙齒疼痛、癲癇、心腹痛、三叉神經疼痛、頭痛、目眩頭暈等病症，有良好效果。

3 長期按壓此穴，能疏通經絡、開通耳竅和止痛。

輔助治療中耳炎
耳門穴

■ 1秒3D透析穴道

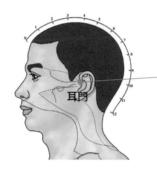

耳門

位於人體頭部側面的耳前處，耳珠上方稍前缺口陷中，微張口時取穴。即聽宮穴的稍上方。

■ 1分鐘按摩點點穴

　　大拇指指尖垂直揉按耳門穴，有脹痛感。每天早晚各揉按一次，每次按約1分鐘，並同時進行左右對稱的穴道按摩。古籍記載：「穴在耳前，猶如耳之門戶。」意指耳門穴是氣血出入耳朵的門戶，有保護耳部的功效。

🎯 對症配穴

★ 牙齒不時發作地劇烈抽痛或隱隱作痛，讓人難以忍受時，請按▶**耳門+絲竹空**。

★ 有人坐飛機、潛水、爬山或是電梯起降過快時，會因氣壓變化太大而導致耳鳴、耳痛等不適，請按▶**耳門+腦空、翳風**。

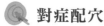

按摩時機	按壓力道	拇指壓法	按摩功效
耳朵不適 🕐	重		降濁升輕。

🔹 穴道自癒力

1 對耳流膿汁、重聽、無所聞、耳鳴、耳道炎等症狀，具有緩解的作用。

2 長期按壓對下頷關節炎、上牙疼痛等病症，具有調理、改善和保健作用；並能配合治療耳聾、聾啞，以及其他常見的耳部疾病等，是治療多種耳疾的重要首選穴道。

鼻子過敏止不了
迎香穴

1秒3D透析穴道

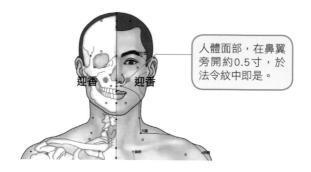

人體面部，在鼻翼
旁開約0.5寸，於
法令紋中即是。

迎香　　迎香

1分鐘按摩點點穴

　　以食指指腹垂直按壓穴位，可舒緩因身心疲勞、睡眠不足等心理因素和免疫力下降導致的顏面神經失調，平常除了要保持身心愉快，還可以多按迎香穴預防之。按摩迎香能提升肺衛之氣、促進鼻子周圍的氣血暢通，並預防肺病、鼻疾。

對症配穴

★感染風寒或過勞會引起急性鼻炎，即俗稱的「感冒」；若急性鼻炎反覆發作、治療不徹底，則可能變成慢性鼻炎，而變得長期鼻塞多涕，可按▶**迎香+印堂、合谷**。

按摩Check表			
按摩時機	按壓力道	食指壓法	按摩功效
隨時	中		預防感冒，改善偏寒易冷的體質。

 穴道自癒力

1. 本穴主治鼻症，如鼻腔閉塞、嗅能減退、鼻瘡（長在鼻中的青春痘）、有鼻息肉等症。

2. 對口歪、面癢、膽道蛔蟲等有調治效果。

3. 在中醫臨床上，還利用此穴治療面部神經麻痺或痙攣、臉部組織炎、唇腫痛等症狀。

4. 迎，迎受的意思；香，脾胃五穀之氣。意指此穴接收來自胃經的氣血。

鼻塞不通呼吸難
曲差穴

1秒3D透析穴道

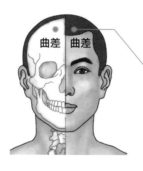

曲差　曲差

位於人體頭部，於前髮際正中直上0.5寸，旁開1.5寸處即是。

1分鐘按摩點點穴

食指、中指、無名指三指併攏，其他兩指彎曲，無名指指腹插入前髮際，放在髮際正中處，則食指指尖所在位置即是曲差穴。以兩手食指指腹同時按壓左右對稱的迎香穴；此穴與眉衝穴的功效類似，適用鼻塞、鼻涕不止等症。

對症配穴

★ 長時間吹風而頭痛、感冒，或是鼻子塞住、流鼻涕、過敏性鼻炎等，因鼻子不適而必須張口呼吸時，可多按▶**曲差+合谷**。

按摩Check表

按摩時機	按壓力道	食指壓法	按摩功效
感冒時	中		解除鼻塞不通。

穴道自癒力

1 按摩曲差穴，能夠清熱降濁、通竅明目。

2 經常按摩對頭痛、鼻塞、目視不明等疾患，具有良好的調理、改善與治療作用。

3 此穴出自《針灸甲乙經》，位於足太陽膀胱經，意指膀胱經氣血由此穴輸送到頭部。

4 根據文獻記載曲差穴的功效為主目不明，鼽衄（鼻腔出血）、鼻塞、鼻瘡、心煩滿、汗不出、頭頂痛、項腫、身體煩熱等症。

流鼻血快按此穴

通天穴

1秒3D透析穴道

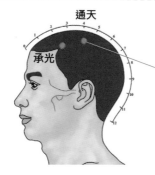

通天

承光

位在人體頭部，於前髮際正中直上4寸，旁開1.5寸處（承光穴後1.5寸處）即是。

1分鐘按摩點點穴

　　以食指指腹按壓穴位，每次於左右兩側各按約1分鐘。《針灸甲乙經》曰：「頭頂痛重，通天主之。」可見按壓此穴有舒緩頭痛、頭暈的功效；另外，此穴位於膀胱經，即膀胱經的氣血上行通達至天部（指頭部），故對位於頭部的鼻子有效。

對症配穴

★ 適用各種鼻疾的輔助治療，如鼻塞、鼻竇炎、鼻子過敏等，流鼻血也可以按壓此穴止血▶**通天+迎香、合谷**。

★ 若因貧血而常感頭重腳輕，並有眩暈症狀的人，可多按▶**通天+風池**。

 按摩Check表

按摩時機	按壓力道	食指壓法	按摩功效
流鼻血時	中		清熱止痛、治療鼻疾。

穴道自癒力

1 按摩此穴，具有清熱除濕、通竅止痛的作用。

2 長期按摩此穴，對頭痛、眩暈、鼻塞、鼻衄、鼻淵（鼻竇炎的另稱）具有明顯的治療作用。

3 中醫臨床發現，針對癲癇病發作的患者，利用針刺通天穴，可使患者起伏很大的腦電圖規則化，緩解癲狂不止的病情。

咽喉腫痛吞嚥難
人迎穴

1秒3D透析穴道

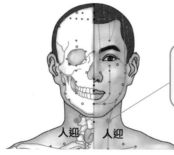

位於頸部，在喉結兩旁約3公分處，頸總動脈搏動之處即是該穴。

人迎　　人迎

1分鐘按摩點點穴

　　雙手的拇指指腹輕輕上下按壓左右對稱的人迎穴約1分鐘；需注意此穴不宜針灸也不可重壓，此穴位處頸動脈，稍有不慎，會發生窒息，有性命之危。《針灸甲乙經》即云：「禁不可灸，刺入四分，過深不幸殺人。」

對症配穴

★ 高血壓也可稱為動脈高血壓，動脈血壓若升高，血管壁易硬化或變狹窄，會使心臟的負擔加大；通常肥胖者的血中脂肪含量較高，會影響心血管循環，心臟承受的壓力較大，故可多按▶**人迎+大椎、太衝**。

 按摩Check表

按摩時機	按壓力道	拇指壓法	按摩功效
喉嚨痛時	輕		消腫利咽、降壓平喘。

穴道自癒力

1 長期按摩人迎穴，對咽喉腫痛、氣喘、瘰癧（指頸部淋巴結結核，為結核菌通過上呼吸道或隨口腔及鼻咽部而感染。）、瘿氣（即甲狀腺機能亢進）、高血壓具有良好療效。

2 經常指壓人迎穴，有利於增進面部的血液循環，使臉部皮膚緊緻有彈性。

失聲長繭喉嚨啞
魚際穴

對症主治
失聲、頭痛、眩暈、
胃出血、腦充血

1秒3D透析穴道

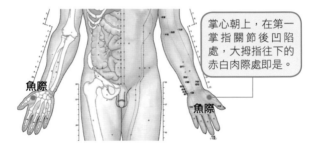

掌心朝上,在第一
掌指關節後凹陷
處,大拇指往下的
赤白肉際處即是。

魚際

魚際

1分鐘按摩點點穴

　　彎曲大拇指,以其指甲尖垂直輕輕掐按,每次
於左右手各掐揉1分鐘。根據《內經‧靈樞》記
載:「肺心痛也,取之魚際、太淵。」可見按壓魚
際穴有清熱瀉火、宣肺解表的療效;每天起床常感
覺口乾舌燥的人,也可以藉此穴緩解。

對症配穴

★ 需經常說話的人，如老師、教授等人，容易過度使用喉嚨而有咳嗽、咽喉腫痛、失聲等問題，欲保養聲帶請按▶**魚際+合谷**。

★ 哮喘，是一種支氣管痙攣的疾病，其表現病狀為呼吸短促、喘息、有痰難咳出等，請多按▶**魚際+孔最、天突**。

按摩Check表

按摩時機	按壓力道	拇指壓法	按摩功效
失聲時	輕		調理肺氣、止咳平喘。

 穴道自癒力

1️⃣ 可治療聲帶疾患，如長繭、失音；中醫也常利用此穴治支氣管炎、肺炎和扁桃腺炎等。

2️⃣ 對神經性心悸亢進症、胃出血等有療效。

3️⃣ 針對咽喉炎、咳嗽、汗不出、腹痛、風寒、腦充血、腦貧血等病症，長期按壓可緩解不適。

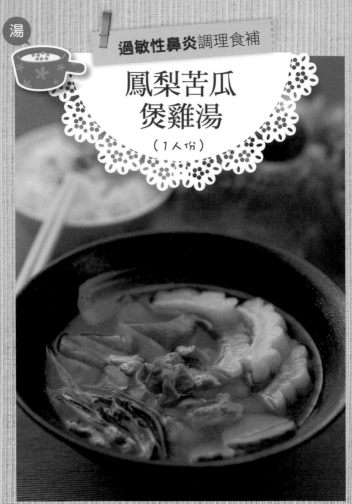

過敏性鼻炎調理食補

鳳梨苦瓜
煲雞湯

（1人份）

鳳梨和苦瓜皆含大量纖維，可促進腸胃蠕動，排出積瘀腹部之氣，滋潤胸肺；雞肉則富含維生素B，能溫補脾胃，以迅速恢復身體機能，降低過敏發生機率。故以下這道湯品十分適合作為日常補品。

食材 Shopping

雞腿 .... 1隻　　枸杞 1克
蔭鳳梨 .... 30克　　米酒 5克
苦瓜 .... 30克　　鹽 ....適量

作法 Note

❶ 雞腿切塊後，放入滾水汆燙1分鐘，去除血水和雞肉的腥味，再撈起瀝乾備用。

❷ 另煮一鍋水，煮沸後，依序放入燙好的雞腿、蔭鳳梨、苦瓜和枸杞熬煮至水滾。

❸ 蓋上鍋蓋，以小火煲煮30分鐘，待苦瓜熟透後，加入米酒、鹽巴調味即完成。

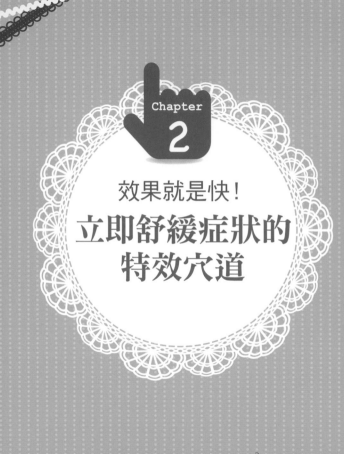

Chapter
2

效果就是快!
立即舒緩症狀的
特效穴道

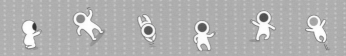

　　多數人都恐懼生病，因為疾病會帶走身體的健康和活力，甚至是生命，尤其是突如其來的中風、休克、心臟病，或癲癇發作時，必須盡快壓制不適症狀，以免加重病情，所以本章特別挑選緊急時刻派得上用場的*sos*急救穴道，能立即緩和病症，保命同時保健康！

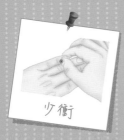

少衝

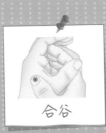

合谷

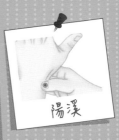

陽溪

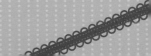

中風急救找小指
少衝穴

1秒3D透析穴道

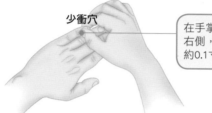

少衝穴

在手掌的小指末節右側，位在指甲角約0.1寸處。

1分鐘按摩點點穴

彎曲大拇指，用指甲尖垂直掐按穴位，每日早晚各按1分鐘。坊間曾流傳的「放血救命法」，即以針輕刺少衝穴，擠幾滴血出來，可刺激腦部神經，暫時挽救病人的性命，但須注意扎針深度，並交由專業醫師診斷，不宜自行放血。

對症配穴

★ 少衝與心臟的關係密切，如心臟不適、心絞痛或因突然中風猝倒而陷入昏迷時，請按▶**少衝+太衝、中衝、大椎。**

按摩Check表

按摩時機	按壓力道	拇指壓法	按摩功效
突然中風	中		生發心氣、醒神開竅。

 穴道自癒力

1. 少衝穴位於手少陰心經，故掐按此處穴位，可緊急救治中風猝倒和心臟病發作的病患。

2. 按壓此穴，對各種心臟疾患、熱病昏迷、心悸、心痛等病症，具有良好的緩解作用。

3. 長期按壓，對肋間神經痛、喉頭炎、結膜炎、黃疸、上肢肌肉痙攣等病症，具有調理功效。

4. 「少衝」在少陰心經的起始處，為經脈的交接處，也是對應心臟的穴位，又名「經始」。

休克昏迷通氣血
少澤穴

1秒3D透析穴道

在左手掌的小指末節左側（右掌在右側），距指甲角0.1寸。

少澤穴

1分鐘按摩點點穴

　　一手輕握另一手，彎曲大拇指，以指甲尖端垂直下壓，輕輕掐按穴位，每次按1分鐘能使氣血得以暢通。此穴位名稱出自《靈樞‧本輸》：「別名小吉、小結。少者小也，澤者潤也，心之熱出火府於小腸，故名少澤。」

對症配穴

★ 休克、中暑的甦醒之穴▶**少澤**+**人中**。

按摩Check表

按摩時機	按壓力道	拇指壓法	按摩功效
昏迷不醒	輕		醒神開竅、通絡止痛。

穴道自癒力

1. 用指甲掐按此處穴位，可立即消除咽喉腫痛。
2. 對於初期中風、昏沉、不省人事的患者，按此穴可使氣血流通，有起死回生的作用。
3. 長期掐按，對頭痛、目翳、短氣、肋間神經痛、前臂神經痛、頸項神經痛、耳聾、寒熱不出汗等症狀，具有良好的保健和調理功效。
4. 研究顯示，按摩少澤穴可促進產婦分泌乳汁。
5. 在現代中醫臨床上，常利用此穴治療乳腺炎、乳汁量少不足、神經性頭痛、中風昏迷、精神分裂等各種症狀。

聚集心神止癲癇
五處穴

1秒3D透析穴道

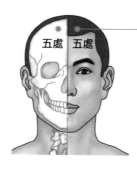

五處　五處

位在人體頭部，於
前髮際正中直上1
寸，旁開1.5寸處
的穴位上。

1分鐘按摩點點穴

　　以食指指腹按壓穴位，於左右對稱穴道各按約
1 分鐘。此穴位名出自《針灸甲乙經》，在《醫學
入門》中名為「巨處」，屬足太陽膀胱經。此穴功
效與眉衝、曲差相似，主治頭痛、目眩、目視不明
等疾患，有寧心安神的功效。

46

對症配穴

★ 若因不慎摔跤而頭昏眼花,或是看遠近景物總是模糊不清,感覺頭痛目眩時,請經常按▶**五處+合谷、太衝**。

 按摩Check表

按摩時機	按壓力道	食指壓法	按摩功效
頭暈目眩	中		寧神止痛、活血通絡。

穴道自癒力

1. 按摩此穴,具有寧神止痛、活血通絡的作用。
2. 長期按摩能治療頭痛、目眩、癲癇等疾病。
3. 如果遇到小兒驚風(為小兒心熱肝盛、觸驚受風而引起的驚厥、抽搐)時,揉按此穴能迅速緩解小兒驚風的症狀,幫助孩子及時得到救治。
4. 「五處」意指東、南、西、北、中五個方位處所,代表此穴的氣血來自頭上各部位。故對頭部和雙眼有特殊療效。

小兒驚風特效穴
水溝穴

對症主治
休克、昏迷不醒、中暑、顏面浮腫

1秒3D透析穴道

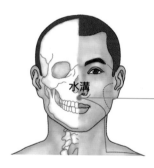

水溝

位於人體的人中部位，人中溝的上1/3與中1/3的交點，指壓時有強烈疼痛感。

1分鐘按摩點點穴

彎曲食指，以指尖揉按穴位，有刺痛的感覺。古籍記載，凡人中惡（惡，指百邪癲狂等疾病），先掐鼻下（指水溝穴的位置）是也。鬼擊（病名。胸腹部突然絞痛或出血的疾患。）卒（急猝）死者，須即灸之。是故水溝穴被中醫稱為急救要穴。

對症配穴

★ 幼兒還未發育完全前,不耐外界刺激,若目觸異物、突聞巨響,或不慎跌跤,都可能因飽受驚恐而出現發熱、抽搐、昏厥的小兒驚風病狀,如小兒陷入昏迷,急救可按▶**水溝+百會、十宣、湧泉。**

 按摩Check表

按摩時機	按壓力道	食指壓法	按摩功效
昏迷驚風	中		寧神止痛、活血通絡。

穴道自癒力

① 具有開竅清熱、寧神志、利腰脊的作用,能治療休克、昏迷、中暑、顏面浮腫、暈車、暈船、失神、急性腰扭傷等疾患。

② 長期按摩對口臭、口眼部肌肉痙攣等疾患,具有良好的調理作用;並能治療牙關緊閉、口眼歪斜、精神分裂症等。

害喜孕吐調體質
陽池穴

1秒3D透析穴道

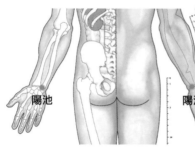

在人體的手腕部
位，即手腕背面的
橫紋上，左側凹陷
處，往前對準中指
和無名指的指縫。

陽池　　　　　　　　　　　　陽池

1分鐘按摩點點穴

　　彎曲大拇指，以指尖垂直揉按位於腕橫紋的陽
池穴，有酸痛感。陽池穴是支配人體全身血液循環
及荷爾蒙分泌的重要穴位，刺激此穴可促使血液循
環暢通，並平衡體內荷爾蒙的分泌，使身體暖和，
消除全身發冷的症狀。

對症配穴

★ 經常使用雙手搬重物、打球或運動，以及使用滑鼠等，易造成前臂發麻疼痛，可多按▶**陽池+外關、曲池。**

★ 平時較不忌口，喜歡重口味食物和甜食的人，或是糖尿病患者，可多按▶**陽池+胃管下俞、脾俞、太谿。**

 按摩Check表

按摩時機	按壓力道	拇指壓法	按摩功效
體質虛寒時	重		生發陽氣、溝通表裡。

穴道自癒力

1 若孕婦害喜嚴重、孕吐不止，按壓此穴能舒緩。

2 按摩此穴對腕關節及周圍軟組織風濕等疾患，或腕痛無力、肩臂痛不得舉等症狀具有療效。

3 長期按壓此穴，對糖尿病、子宮不正等疾患具有調節、改善作用。

鎮靜神經降血壓
合谷穴

1秒3D透析穴道

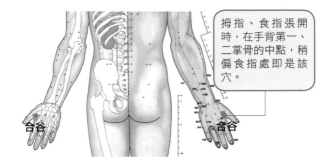

拇指、食指張開時，在手背第一、二掌骨的中點，稍偏食指處即是該穴。

合谷　　　　　　　合谷

1分鐘按摩點點穴

彎曲大拇指，以大拇指指腹垂直按壓穴位，每次左右手各按1分鐘。古籍有言：「婦人妊娠不可刺之，損胎氣。」即指懷孕婦女若針灸合谷穴，會損傷胎氣；但如有痛經、閉經或滯產等婦科和生理期問題，可按此穴保健。

🎯 對症配穴

★ 公務繁忙、需要激發靈感的人，常因用腦
   過度而引致頭痛，可多按▶**合谷+太陽**。

★ 情緒不穩、容易生氣或時常熬夜，而導致
   目赤腫痛的人，請按▶**合谷+太衝**。

★ 鼻子過敏、鼻塞、發炎等鼻疾，日常保健
   可按▶**合谷+迎香**。

🦉 按摩Check表

按摩時機	按壓力道	拇指壓法	按摩功效
血壓偏高時	重		鎮靜止痛、通經活絡。

🚩 穴道自癒力

1 合谷穴為全身反應最大的刺激點，有降低血
   壓、鎮靜神經、調整機能、開關節而利痹疏
   風，行氣血而通經清瘀的功效。

2 主治頭面各症，除對於牙齒、眼、喉科有顯著功
   效外，還能止喘及療瘡。

通經清瘀止疼痛
陽溪穴

▸ 1秒3D透析穴道

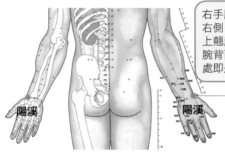

> 右手腕背面橫紋的右側，拇指伸直向上翹起時，位於手腕背面橫紋的凹陷處即是該穴。

陽溪　　　　　陽溪

▸ 1分鐘按摩點點穴

　　用一手輕握另一手手背，彎曲大拇指，以其指甲垂直即可掐按到正確穴位，左右手各按約1分鐘。現代中醫上也常利用此穴治療腱鞘炎（俗稱媽媽手、肌腱炎）、中風造成的半身不遂、腕關節及其周圍軟組織疾患等病症。

對症配穴

★ 手部腱鞘囊腫，是在手腕旁生出隆起物，
有壓痛感，並影響關節的活動，有此症的
患者可按▶**陽溪+列缺**。

★ 上班族常仰賴喝咖啡提神，可能造成心悸
胸痛的現象，但戒掉咖啡又會引來頭痛，
可多按▶**陽溪+解谿**。

按摩時機	按壓力道	拇指壓法	按摩功效
隨時	重		清熱散風，通利關節。

按摩Check表

穴道自癒力

1 陽溪穴有疏通氣血，通經清瘀的功能。並對於頭
痛、耳鳴、耳聾、扁桃腺炎、牙齒痛、結膜
炎、寒熱瘧疾等症，具有治療效果。

2 長期按壓，對於手腕痛、肩臂不舉、小兒消化不
良等症，能達到調理保健之效。

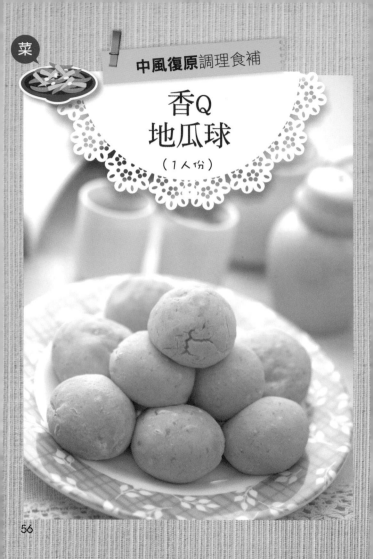

菜

香Q
地瓜球

（1人份）

研究數據顯示，攝取適量的鉀有助於降低罹患中風、高血壓、骨質疏鬆和腎結石的風險；而地瓜、芋頭等根莖類植物的鉀含量非常豐富，也富含大量纖維，能促進腸道健康，排除多餘膽固醇。

食材 Shopping

地瓜 ... 240克（約2小條）　　麵粉 ....少許
地瓜粉 ..... 100克（半碗）　　蜂蜜 ....少許

作法 Note

1. 將地瓜用清水洗淨後，削去粗糙外皮，並切成小塊狀，再以電鍋蒸熟後備用。

2. 地瓜蒸熟後，趁熱用湯匙壓製成地瓜泥，並拌入地瓜粉，使兩者充分攪拌混合。

3. 拌好的地瓜泥，用手揉成便於入口的球狀。

4. 烤箱以180度預熱1分鐘後，把揉好的地瓜球送入烤箱烘烤10分鐘即完成。

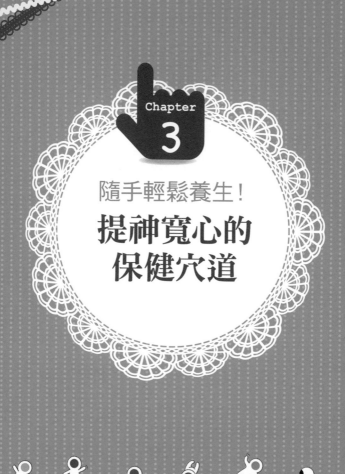

Chapter 3

隨手輕鬆養生！

提神寬心的
保健穴道

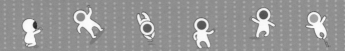

　　很多人因工作壓力大，生活作息也不穩定，即使身體沒有特殊的病痛，卻仍覺得渾身不對勁，如：睡不著、容易覺得疲累、心情鬱悶、精神不好、記性差或四肢冰冷等等，這些症狀雖然沒有大礙，但總讓人提不起勁，所以本章精選能放鬆身心的穴道，讓大家體會養生的*easy*！

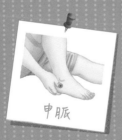

申脈

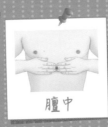

膻中

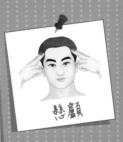

懸顱

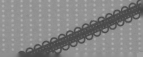

勞累疲乏需養護
大包穴

1秒3D透析穴道

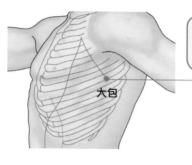

> 胸側部，腋中線
> 上，於第六肋間隙
> 處即是。

大包

1分鐘按摩點點穴

　　雙手環抱胸前，用中指指尖揉按對稱的兩側穴道，每次按約1分鐘。根據中醫說法，通常肺癌病人的大包穴周圍會有一些腫塊，女性患者多出現在右側，男性則常在左側。經常按摩此穴，有利於清除穴內瘀血，消除腫塊，並調理肺氣。

對症配穴

★ 經常感覺嗜睡、頭腦昏沉的人,表示腦部血液循環受阻,因此出現精神欠佳、偏頭痛的情形,請按▶**大包+足三里**。

按摩Check表

按摩時機	按壓力道	中指按法	按摩功效
隨時	中		通絡健脾、理氣安神。

穴道自癒力

1 按摩此穴能改善全身疲乏、四肢無力的症狀。

2 對於肺炎、氣喘、胸膜炎、胸肋疼痛、膀胱麻痺、消化不良等胸肺疾患,具有較好的醫治、改善、調理和保健作用。

3 每天持續按壓,具有豐胸美容的效果。

4 有些人容易半夢半醒,睡眠品質不佳,導致白天全身疲軟、四肢乏力、精神不濟;欲改善睡眠狀況,只要持續按壓此穴,可緩解症狀。

促進循環安臟腑
陽谷穴

◤1秒3D透析穴道

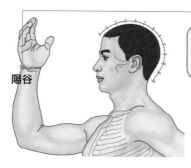

陽谷

右手腕背面右側，尺骨莖突與三角骨之間的凹陷中。

◤1分鐘按摩點點穴

　　屈肘側手腕，以大拇指指腹按壓兩側對稱穴位，並作畫圈狀按摩。按摩陽谷穴，可疏通經絡，使氣血得以順暢運行，促進人體新陳代謝，協調臟腑功能，有效增強身體的抗病能力，故此穴被稱為能抗老化的延年益壽之穴。

對症配穴

★ 手腕扭傷、常坐於電腦前使用滑鼠，導致
　手腕疼痛等，可多按▶**陽谷+陽池**。

 按摩Check表

按摩時機	按壓力道	拇指壓法	按摩功效
隨時	中		明目安神、通經活絡。

穴道自癒力

1. 此穴具有明目安神，通經活絡的作用。

2. 經常按壓此穴，對精神神經系統疾病具有輔助的療效，如精神病、癲癇、肋間神經痛、尺神經痛（尺神經位於手肘外側）等。

3. 經常按壓能治療神經性耳聾、耳鳴、口腔炎、齒齦炎、腮腺炎等口鼻疾病。

4. 能緩解頭痛、目眩、熱病、腕痛。

5. 長時間伏案看書者，若感到頭暈眼花，按摩此處穴位能夠明目安神。

安神好眠精神佳
厲兌穴

對症主治

多夢、口眼歪斜、肝炎、腦貧血

1秒3D透析穴道

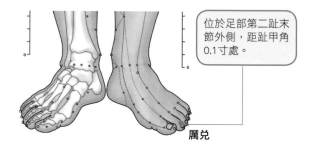

位於足部第二趾末節外側，距趾甲角0.1寸處。

厲兌

1分鐘按摩點點穴

　　以大拇指垂直招按左右對稱的厲兌穴，能調理失眠、多夢、輾轉反側等睡眠困擾；很多人即使晚上入眠，到隔天早上依舊精神不濟、全身疲乏、四肢無力。而長期按壓厲兌穴，能改善白天睏乏，晚上精神緊繃、難以入眠的情況。

對症配穴

★ 都市人的生活壓力大，容易精神緊張、凡事想太多，晚上也易多夢盜汗，求安眠可於睡前按▶**厲兌+內關、神門**。

 按摩Check表

按摩時機	按壓力道	拇指壓法	按摩功效
就寢前	中		通絡安神、健胃消食。

穴道自癒力

1 長期按摩厲兌穴，能夠改善多夢、睡不安穩。

2 能治療口噤（氣血凝結於牙關筋脈，使口不能張開）不能食、口歪、口肌麻痺及萎縮等疾患。

3 對腹脹、肝炎、腦貧血、鼻衄、足冷等疾病具有良好的調理保健作用。

4 根據記載：「瘧瘍從髭出者，厲兌、內庭、陷谷，衝陽，解谿⋯⋯屍厥如死及不知人事：灸厲兌三壯。」意指厲兌穴能急救休克。

安眠舒心減減壓
強間穴

1秒3D透析穴道

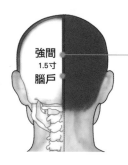

強間
1.5寸
腦戶

位於人體頭部後腦杓，於後髮際正中直上4寸，即腦戶穴上1.5寸。

1分鐘按摩點點穴

　　用中指和食指指腹揉按穴位，有酸痛、脹麻的感覺。此穴位名出自《針灸甲乙經》，別名大羽，是位在督脈的穴道。「強間」意指氣血尋著督脈上行至頭部，故對血管性頭痛、神經性頭痛等頭部症狀有緩解和輔助治療效果。

對症配穴

★ 時常熬夜加班、應酬，睡眠嚴重不足，並經常感到頭痛欲裂、心情煩躁的人，請多按▶**強間+後溪、至陰、豐隆**。

按摩Check表

按摩時機	按壓力道	二指壓法	按摩功效
煩心時	輕		升陽益氣、紓壓放鬆。

穴道自癒力

1. 長期按壓穴位，能治療頭痛、目眩、頸項強痛、癲狂癇症、煩心、失眠等疾患。

2. 對於腦膜炎、神經性頭痛、血管性頭痛、歇斯底里等，也具有明顯的治療、調理和保健作用。

3. 強間配陰郄穴，有行氣活血、除心煩的作用，可治療心臟病痛。

4. 上班族或學生，經常為了工作和課業而通宵達旦、加班、夜讀，多按此穴能助眠、紓壓。

增強記憶疏頸項
天柱穴

1秒3D透析穴道

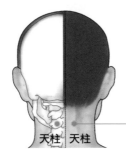

斜方肌（頸項部大筋）外緣之後髮際凹陷中，約於後髮際正中旁開1.3寸處（啞門穴旁開1.3寸處）即是。

天柱 天柱

1分鐘按摩點點穴

　　以大拇指指腹由下往上輕輕揉按，並於左右對稱的雙側穴道同時按揉。民間曾流傳一偏方，即頭痛昏沉、視力模糊、頭腦不清的人，只要每天按壓天柱穴，早晚各一次，每次連續輕叩九下或九的倍數，便能收到立竿見影之效。

對症配穴

★ 欲增進記憶力，或是進行激烈運動後、頭部受到輕微震盪，感覺後腦杓抽痛不適時，可按▶**天柱+大椎**。

按摩Check表

按摩時機	按壓力道	拇指壓法	按摩功效
頭頸痛	輕		升陽益氣、紓壓放鬆。

穴道自癒力

1. 對後腦痛、頸項僵硬、肩背疼痛、血壓亢進、腦溢血、鼻塞、嗅覺功能減退等具有療效。

2. 按摩此穴，能改善視力衰弱、視神經萎縮、眼底出血等症狀；並可使頭腦反應敏銳，增強記憶力，以及調整內臟機能等作用。

3. 經常按摩此穴，不但能預防中暑，還能改善頭暈、耳鳴等中暑症狀。可見此穴適用於高溫炎熱的夏季進行保健調理。

祛寒活血全身暖
申脈穴

1秒3D透析穴道

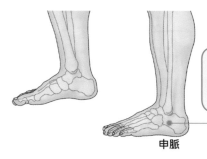

人體的足外側部位，腳外踝中央下端1公分的凹陷處即是該穴。

申脈

1分鐘按摩點點穴

　　腳踝直下方的凹陷處即是申脈穴所在，以大拇指指腹按揉穴道約1分鐘。中國古代醫典《醫宗金鑒》中，記載說明申脈穴對足踝紅腫、手足麻木、乳房紅腫、頭汗淋漓等病症有治療功效。中醫臨床也常利用此穴治療踝關節扭傷。

對症配穴

★ 癲狂，是一種精神錯亂的疾病，其病徵為抑鬱多怒、言語顛三倒四，欲鎮定其心神，可按▶**申脈+後溪、前谷**。

★ 沒睡飽，或是睡眠品質不佳而感到頭痛昏沉時，請按▶**申脈+金門、足三里**。

★ 因中暑、受寒或捐血、血糖低而眩暈者，可按▶**申脈+腎俞、肝俞、百會**。

 按摩Check表

按摩時機	按壓力道	拇指壓法	按摩功效
隨時	中		活血通絡、寧神止痛。

穴道自癒力

1 按摩此穴，具有活血通絡、寧神止痛的作用。

2 長期按壓，能增強人體耐寒性，治療怯寒症。

3 對頭痛、眩暈、癲癇、腰腿痠痛、目赤腫痛、失眠等症，都具有治療、調理與保健作用。

集中心神清濕熱

懸顱穴

對症主治

面腫、外眼角痛、牙痛、偏頭痛

1秒3D透析穴道

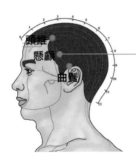

頭維
懸顱
曲鬢

位於人體的頭部鬢髮上，於頭維穴與曲鬢穴弧形連線的中點處。

1分鐘按摩點點穴

懸顱穴之穴名出自《靈樞・寒熱病》，屬足少陽膽經，亦稱「髓中」，能治身熱汗不出、煩滿、面皮赤痛等病症。《針灸甲乙經》中記載：「熱病頭痛，身重，懸顱主之。」將食指和中指置於此穴輕輕揉按能解熱、舒緩疼痛，並集中注意力。

對症配穴

★ 洗完頭髮後，不習慣把頭髮吹乾；或每到下午，不喝杯咖啡就會習慣偏頭痛的人，可多按▶**懸顱+頷厭**。

★ 若有高燒不退、熱病纏身而引起的頭疼現象，欲緩解疼痛可按▶**懸顱+曲池、合谷**。

 按摩Check表

按摩時機	按壓力道	二指壓法	按摩功效
隨時	輕		降濁、除寒濕。

穴道自癒力

1 中醫認為，按摩該穴能協助集中注意力。

2 長期按摩可有效治療偏頭痛、面腫、目外眥痛、齒痛等頭面疾患。

3 懸顱配絲竹空、太陽、風池，可疏風明目，治療目外眥痛；配人中，則可通經消腫。

4 濕髮不吹乾易使頭部受涼，按此穴能除寒濕。

排出毒素護肝腎
築賓穴

1秒3D透析穴道

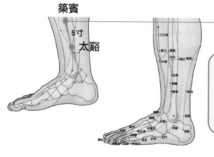

築賓

5寸

太谿

位於小腿內側，於太谿穴與陰谷穴的連線上。在太谿穴上5寸，腓腸肌肌腹的內下方。

1分鐘按摩點點穴

因下半身的血液循環較差，所以用大拇指指腹由下往上推按該穴，可以使毒素儘快排出。此穴為人體的解毒大穴，具有保護肝、腎的重要作用，對尿酸過高而導致痛風、結石等疾病的患者，多按揉此穴，具有緩解和調理作用。

對症配穴

★ 久站或習慣穿著緊身衣褲的人，雙腿容易
水腫、酸痛不適，欲消雙腿水腫可多按壓▶
築賓+腎俞、關元。

★ 經常維持同一姿勢不動，或上了年紀的老
人家，容易出現小腿萎縮、麻痺的症狀，
平日可多按▶**築賓+承山、合陽、陽陵泉**。

按摩Check表

按摩時機	按壓力道	拇指壓法	按摩功效
隨時	重		促進代謝和循環。

穴道自癒力

1 經常按摩能達到排毒效果，如藥物中毒、嗎啡中
毒、梅毒及其他毒素等。

2 長期按壓對癲癇、精神分裂症、腎炎、膀胱
炎、睪丸炎、盆腔炎、舌肥大、陰萎、嘔吐涎
沫、疝痛、小腿內側痛等，具有輔助療效。

清熱醒腦不感冒
風池穴

對症主治
感冒發燒、頭痛、頭暈、中風

1秒3D透析穴道

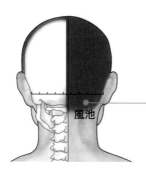

風池

位於後頸部,後頭骨下,兩條大筋外緣陷窩中,相當於耳垂齊平。

1分鐘按摩點點穴

　　用大拇指指腹,由下往上揉按穴位,有酸、脹、痛的感覺,重壓時,鼻腔也會出現酸脹感。此穴位最早見於《靈樞‧熱病》:「風池穴在顳(腦空)後髮際陷者中,手少陽、陽維之會,主中風偏枯,少陽頭痛,乃風邪蓄積之所,故名風池。」

對症配穴

★ 風池是風邪蓄積處，此處若受風寒，容易感冒頭痛，可按▶風池+合谷、絲竹空。

★ 目痛不能視，多因血虛、氣血不能上注於目所致，故產後失血過多或貧血的人，可多按▶風池+腦戶、玉枕、風府、上星。

按摩Check表

按摩時機	按壓力道	拇指壓法	按摩功效
剛起床	重		壯陽益氣。

穴道自癒力

1. 具有醒腦明目、快速止痛、保健調理的功效。
2. 長期按摩對感冒、頭痛、頭暈、中風、熱病、頸項強痛、眼病、鼻炎、耳鳴、耳聾、咽喉疾患、腰痛等，具有調理、保健功效。
3. 每天按摩，對高血壓、腦震盪、面肌痙攣和蕁麻疹等疾患，也具有治療效果。

散熱解暈舒身心

承光穴

頭痛、目眩、鼻塞、
中暑、面部神經麻木

1秒3D透析穴道

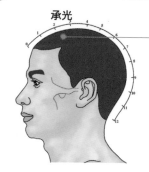

承光

人體頭部,於前
髮際正中直上2.5
寸,旁開1.5寸處
(五處穴上1.5寸
處)即是。

1分鐘按摩點點穴

　　以食指指腹按壓穴位,每次於左右對稱穴位各
按1分鐘。據醫典記載,此處穴位具有醫治風眩頭
痛、欲嘔煩心、多流清鼻涕、鼻塞不聞香臭、口
歪、目眩、目翳(眼內所生遮蔽視線之目障)、青
盲(視力漸弱)、目視不明等疾患。

對症配穴

★ 如果頭部被寒風吹得多，容易風眩頭痛，
其身熱卻不出汗、暈到站不穩、多痰，且
多流清鼻涕時，請按▶**承光+百會**。

按摩時機	按壓力道	食指壓法	按摩功效
剛起床	重		清熱明目、祛風通竅。

穴道自癒力

1 按摩此穴，具有清熱明目、祛風通竅的作用。

2 對頭痛、目眩、鼻塞、熱病具有特殊療效。

3 長期按壓此穴，對面部神經麻痺、角膜白斑
（感染性角膜病或者角膜外傷的併發症，會嚴
重影響視力，可能單眼或雙眼發病，只能通過
角膜移植治療）、鼻息肉、鼻炎、內耳眩暈症
等疾病，具有輔助的治療和調理作用。

4 身體疲乏不堪時，按摩承光穴能舒緩身心。

清熱鎮靜頭不暈
前頂穴

1秒3D透析穴道

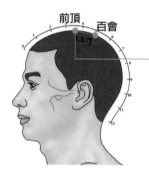

前頂　百會

1.5寸

在人體頭部，於前髮際正中直上3.5寸，即百會穴前1.5寸處。

1分鐘按摩點點穴

先將左手中指按壓在穴位上，右手中指按在左手中指指甲上，雙手中指交疊，同時向下用力揉按，有酸脹、刺痛的感覺。古籍記載，針灸前頂穴，可消除頭痛；另外，前頂配五處，可治頭風；配攢竹、人中，有鎮靜作用，可治小兒急驚風。

對症配穴

★ 前頂穴是頭部的重要穴位之一，平時按揉此穴，具有迅速止痛止暈的作用，可搭配▶**前頂+後頂、頷厭。**

★ 面容虛胖、浮腫，多因代謝循環不佳，欲促進循環可多按▶**前頂+人中。**

★ 眼睛凸出、紅腫、頭痛、眩暈等不適症狀，請多按▶**前頂+百會。**

 按摩Check表

按摩時機	按壓力道	中指壓法	按摩功效
隨時	輕		補益肺氣、傳導水濕。

穴道自癒力

1 長期按摩能治療癲癇、頭暈、頭頂痛、鼻淵、目赤腫痛、小兒驚風等疾病。

2 現代中醫臨床中，經常利用本穴治療高血壓、鼻炎、中風後引起的偏癱（半身不遂）等疾病。

平肝降壓消怒氣
太衝穴

對症主治

高血壓、解怒氣、心胸不適、頭痛眩暈

1秒3D透析穴道

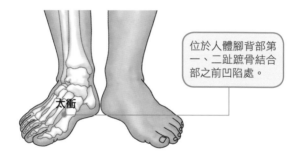

位於人體腳背部第一、二趾蹠骨結合部之前凹陷處。

太衝

1分鐘按摩點點穴

　　太衝穴是肝經上的穴位，而中醫認為肝主怒，所以人在生氣時，被形容為「大動肝火」；而且太衝穴也會因為動怒而有所反應，以食指和中指指尖垂直由下往上揉按，明顯有脹、酸和疼痛感。故經常按摩太衝，能有效緩和心胸的不適之感。

對症配穴

★生氣時，大腦會過度興奮，血壓亦會升高，故易引起頭痛、頭暈，此時除了盡量讓自己保持冷靜，可按▶**太衝+合谷**。

按摩Check表

按摩時機	按壓力道	二指壓法	按摩功效
憤怒時	輕		平肝、理血通絡。

穴道自癒力

1 按摩該穴，具有平肝、理血、通絡之作用，能放鬆身心，使頭痛、眩暈、高血壓、失眠、肝炎等症狀得到調理和緩解。

2 長期按壓對月經不調、子宮出血、乳腺炎、腎臟炎、腸炎、淋病（為淋病雙球菌引起的傳染性性病）、便祕等病症，具有改善和保健作用。

3 肝在中醫被形容為「將軍之官」，主怒，所以太衝作為肝經上的穴位，有紓解情緒的功效。

化積通淤止嘔吐
期門穴

對症主治

胸脅脹滿疼痛、打嗝不止、胃酸逆流

1秒3D透析穴道

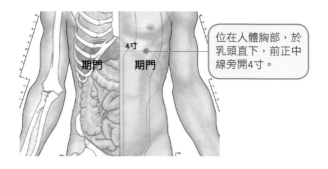

期門

4寸

期門

位在人體胸部，於乳頭直下，前正中線旁開4寸。

1分鐘按摩點點穴

　　古籍記載期門：「主喘逆臥不安，咳脅下積聚。」、「治胸中煩熱，賁豚上下，目青而嘔，霍亂瀉痢，腰堅硬，大喘不得安臥，脅下積氣。」因事動氣，或氣鬱不舒者，按壓本穴可達到緩解和治療效果。用大拇指揉按穴位，有脹痛感。

對症配穴

★ 疝氣是部分內臟（通常是小腸），經由腹壁肌肉或筋膜的破洞缺損向外不正常的凸出現象，輔助治療請按▶**期門+大敦**。

★ 膽囊炎通常好發於中年婦女，尤其是肥胖者；其病狀為腹脹、胃灼熱等不適，欲預防這類疾病，需清淡飲食，並多按▶**期門+肝俞、公孫、內關、中脘、太衝**。

按摩Check表

按摩時機	按壓力道	拇指壓法	按摩功效
上腹不適	輕		緩解胃食道逆流。

 穴道自癒力

1 按摩此穴位有疏肝利氣、化積通瘀的作用，能幫助消化，並可輔助治療肋間神經痛、肝炎、肝腫大、膽囊炎、胸脅脹滿等疾患。

2 長期按摩可緩和脹氣、嘔吐、乳痛等症狀。

氣虛體弱補元氣
膻中穴

1秒3D透析穴道

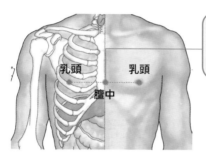

位於胸部，於前正中線上，平第四肋間，兩側乳頭連線的中點即是。

乳頭　　乳頭

膻中

1分鐘按摩點點穴

　　正坐，伸雙手向胸，手掌放鬆，呈瓢狀；掌心向身體，中指指尖置於雙乳中點處，雙手中指同時出力揉按穴位，有刺痛感。《類經圖翼》云：「禁刺，灸七壯，刺之不幸，令人夭（早死）。」故此穴不可針灸，但按摩對氣虛體弱者有療效。

對症配穴

★ 急性乳腺炎是由細菌感染所致的急性乳房炎症，多見於產後的哺乳婦女，其乳房會疼痛、紅腫，可按▶**膻中+曲池、合谷**。

★ 冠心病和急性心肌梗塞都是因供應心臟的血管發生阻塞或硬化，使心肌無法獲得足夠的氧氣及營養，可多按▶**膻中+內關、三陰交、心平、足三里、巨闕**。

按摩Check表

按摩時機	按壓力道	中指壓法	按摩功效
體弱吃不下	重		募集供應心臟的氣血。

穴道自癒力

1 能調氣降逆、寬胸利膈，可治支氣管疾病。

2 膻中配中脘穴、氣海，治療嘔吐反胃；配天突，治哮喘；配肺俞、豐隆、內關，治咳嗽痰喘；配厥陰俞、內關，治心悸、心煩、心痛。

乳房保健零病變
乳根穴

1秒3D透析穴道

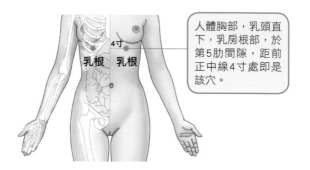

人體胸部，乳頭直下，乳房根部，於第5肋間隙，距前正中線4寸處即是該穴。

4寸

乳根　　乳根

1分鐘按摩點點穴

　　雙手覆掌於乳房，大拇指放在乳頭中點，其餘四指在乳房下，並運用中指和食指指腹施力按壓。據中醫表示，每天花1分鐘時間按摩乳根穴，能緩解胸部的血凝氣淤，《針灸甲乙經》也提到：「胸下滿痛，膺腫，乳根主之。」

對症配穴

★ 乳癰是發生於乳房部位的急性化膿性疾病。常發生於哺乳期婦女，尤以尚未滿月的初產婦多見；多因肝氣鬱滯，胃熱壅塞，乳汁瘀積，兼感風寒之邪結聚而發病，可多按▶**乳根+少澤、膻中。**

★ 若產婦的乳汁不足，欲刺激分泌乳汁可按▶**乳根+少澤、足三里。**

 按摩Check表

按摩時機	按壓力道	二指壓法	按摩功效
保養乳房	中		通絡止痛、活血平喘。

穴道自癒力

1. 經常按揉此穴，對乳癰、乳痛、乳腺炎、乳汁不足等產婦常見疾病具有良好療效。

2. 長期按壓此穴，能治療胸痛、心悶、咳嗽、氣喘、呃逆、肋間神經痛、狹心症等病症。

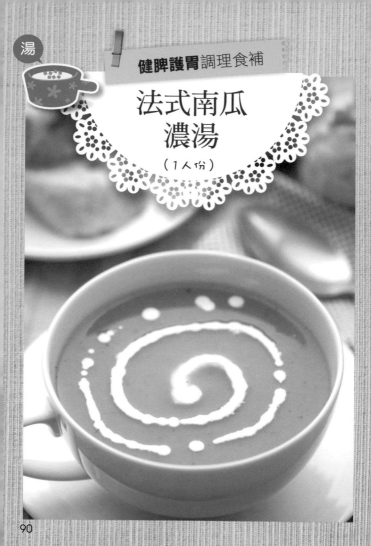

湯

健脾護胃調理食補

法式南瓜濃湯

（1人份）

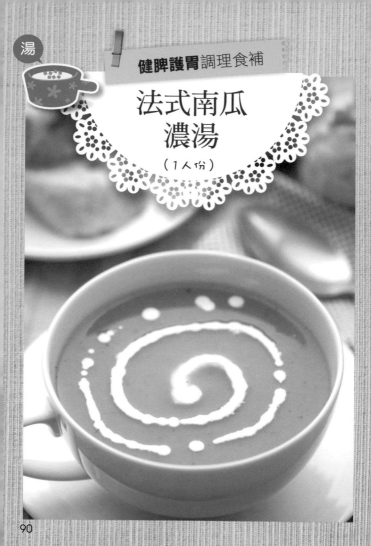

南瓜含有豐富的胡蘿蔔素、維生素B、C和鈣、磷等成分，是健胃消食的首選，其所含的果膠可以保護胃腸道黏膜免受粗糙食物的刺激；還能促進膽汁分泌，加強胃腸蠕動，並幫助食物消化。

🧺 食材 Shopping

南瓜 ...300克（約1碗）　鮮奶 ....250 c.c.
水 ....250c.c.　義大利綜合香料 ...少許

作法 Note

❶南瓜洗淨後，去皮除籽，再切為便於入口的小塊狀，並用電鍋蒸至熟透鬆軟。

❷蒸好的南瓜與義大利綜合香料、水和牛奶放進果汁機攪打。（如果沒有果汁機，也可以自行用湯匙壓成南瓜泥，再與其他材料拌勻。）

❸將混合後的南瓜湯以大火煮滾，期間要不斷攪拌，熄火後，加入鹽巴和黑胡椒調味即完成。

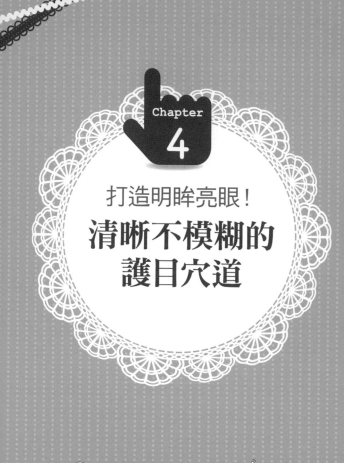

Chapter
4

打造明眸亮眼！
清晰不模糊的
護目穴道

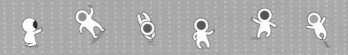

　　根據統計，台灣的近視率高達百分之四十二，被評為世界第一。因現代人習慣長時間使用智慧型手機和平板電腦，散光和近視人口也逐漸增多；而年紀漸長的老人家，視力也會慢慢退化，所以眼睛保健不能不重視，本章針對雙眼老化、疲勞、視力不佳等眼疾，嚴選多個護目穴道，照顧大家的*beautiful eyes*！

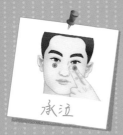

承泣

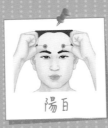

陽白

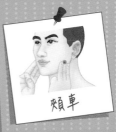

頰車

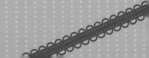

保養雙眼不老化
承泣穴

1秒3D透析穴道

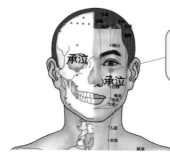

人體面部,瞳孔直下,眼球與眼眶下緣之間。

1分鐘按摩點點穴

正坐、仰靠或仰臥,眼睛直視前方,食指與中指伸直併攏,中指貼於鼻側,食指指尖位於下眼眶邊緣處,則食指指尖所在位置即是承泣。以食指指腹輕輕按揉左右穴位1分鐘。此穴萬萬不可針灸,以免傷害眼睛,甚至可能導致失明。

對症配穴

★ 承泣穴位於足陽明胃經，此經絡的氣血運行是由頭而足，若運行不順則易目赤腫痛，可按▶**承泣+太陽**。

★ 氣血是由此穴而出，故承泣對面部疾病皆有療效，如口眼歪斜者可按▶**承泣+陽白**。

 按摩Check表

按摩時機	按壓力道	食指壓法	按摩功效
眼睛不適	輕		通絡明目。

穴道自癒力

1 主要治療各種眼部疾病，如近視、遠視、夜盲、眼顫動、眼瞼痙攣、角膜炎、視神經萎縮、眼睛疲勞、迎風流淚、老花眼、白內障、急慢性結膜炎、青光眼、色盲、瞼緣炎、視神經炎、視網膜色素變性、眶下神經痛等。

2 對神經系統疾病有療效，如面部神經麻痹。

減輕近視健視力
四白穴

1秒3D透析穴道

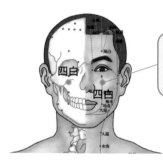

四白

四白

人體面部，雙眼平
視時，瞳孔正中央
下方約2公分處即
是該穴。

1分鐘按摩點點穴

　　兩手中指和食指併攏伸直，不要分開；接著中指指腹貼兩側鼻翼，則食指尖所按之處即是。雙手食指伸直，以食指指腹揉按左右穴位約1分鐘。古籍記載：「凡用針穩審方得下針，若針深，即令人目烏色。」可見針灸四白穴仍需謹慎為上。

對症配穴

★ 角膜炎是因角膜外傷，細菌及病毒侵入角膜所引起的炎症。患眼有異物感，刺痛甚至燒灼感。其病徵為眼睛表面充血、怕光、流淚、視力障礙和分泌物增加等，輔助治療可多按▶**四白+頰車、攢竹、太陽**。

★ 眼瞼快速而不由自主地眨動的病狀，常見於兒童和顏面神經失調的人，配合醫療診治可多按▶**四白+攢竹**。

 按摩Check表

按摩時機	按壓力道	食指壓法	按摩功效
雙眼搔癢	中		通絡明目。

穴道自癒力

1 按揉四白穴對眼睛保健，治療近視有功效。

2 可緩解各種神經系統疾病，如三叉神經痛、面神經麻痹、面肌痙攣等。

眼睛歪斜消腫痛
頰車穴

對症主治

口眼歪斜、腮腺炎、
顏面神經麻痺

1秒3D透析穴道

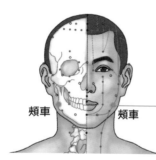

頭部側面的下頜骨
邊角上，向鼻子斜
方向約1公分處的
凹陷中即是。

頰車　　　　頰車

1分鐘按摩點點穴

　　食指彎曲壓在中指上，用中指指腹揉按咬合肌隆起處，左右同時揉按約1分鐘。《針灸甲乙經》曰：「頰腫口急，頰車痛，不可以嚼。」按壓頰車穴，能舒緩齒痛、牙關不利、頰腫等症狀；對感冒的後遺症，或中風後的口眼歪斜也有療效。

對症配穴

★ 中風或面部肌肉不協調而致的口眼歪斜、齒頰腫痛，可按▶**頰車+地倉、合谷**。

★ 顳頜關節炎，指顱骨和顎骨的關節無法正常運作，即當嘴巴張開時，下顎會感覺疼痛，可按▶**頰車+下關、合谷**。

按摩Check表

按摩時機	按壓力道	中指折疊法	按摩功效
口眼歪斜	中		消腫止痛。

穴道自癒力

1 頰車穴對於口眼歪斜具有特殊療效。

2 按摩此穴，可治療牙關不開、顏面神經麻痺、聲嘶沙啞、頜頰腫、頸部痙攣等症。

3 長期按壓，對腮腺炎、下牙痛等病症，也具有良好的保健和輔助治療功效。

4 頰車配下關、陽白、合谷，能解三叉神經痛。

祛除眼瘤兼調經

乳中穴

1秒3D透析穴道

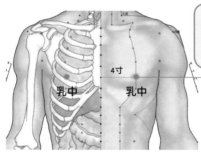

人體胸部之第4肋間隙，即乳頭正中央，距前正中線4寸處即是。

4寸

乳中　　乳中

1分鐘按摩點點穴

　　將食指指腹置於胸部乳頭中央，食指指腹所在處即是穴位；按摩方式可用大拇指或食指輕捏乳頭揉轉，或以食指指腹輕輕按壓。此穴禁不可灸，否則可能會造成腫瘤或導致乳房潰爛；乳房為胸中氣血交會之處，若誤刺穴道，將形成腫瘤。

對症配穴

★ 產後婦女若乳汁不足、乳量過少，欲刺激分泌可多按▶**乳中+乳根**。

按摩Check表

按摩時機	按壓力道	食指壓法	按摩功效
長眼瘤	輕		通竅明目。

穴道自癒力

1. 經常按揉，能治療目瘤。元代醫學家朱丹谿云：「乳房，胃經經氣所經，乳頭，肝經經氣所經，肝開竅於目，所以能夠治療目瘤。」目瘤即內眼角或者眼皮上出現了細小疙瘩或者肉瘤，進而影響視力，可早晚按揉乳中治療。

2. 此穴可治療癲癇，對月經也有調理作用。

3. 按摩乳中可促進循環，具有隆乳健胸的作用。

4. 乳中穴可治療性冷感，夫妻行房時，可互相輕捏，為增進情趣的重要穴位。

結膜發炎找此穴

睛明穴

對症主治
急慢性結膜炎、眼睛
充血紅腫、假性近視

1秒3D透析穴道

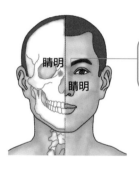

睛明

睛明

面部，位在眼頭外
0.1寸，鼻樑旁的
凹陷處即是。

1分鐘按摩點點穴

　　正坐，輕閉雙眼，雙手手指相互交叉，將兩手大拇指置於鼻樑旁與內眼角的中點，用大拇指指甲尖輕掐穴位，並在鼻軟骨上輕輕前後刮揉兩側對稱穴位；不僅對老花眼具有療效，亦能治療輕度近視，對中高度近視也有保養作用。

對症配穴

★ 當發現自已視力不佳或視力退步，眼前如有薄霧、雙眼畏光、常感酸澀等雙眼不適症狀，可常按▶**睛明+球後、光明**。

 按摩Check表

按摩時機	按壓力道	拇指壓法	按摩功效
結膜炎	輕		降溫除濁。

穴道自癒力

1. 此穴是主治所有眼病的關鍵穴位，對眼睛具有鎮痛、消腫、止淚、止癢與去眼翳的作用，可修復、明亮眼睛，並治療各種眼部疾病。

2. 按摩此穴，可緩解並輔助治療急慢性結膜炎、眼睛充血紅腫的發炎症狀。

3. 長期按摩，對假性近視、輕度近視、散光、老花眼、夜盲症、早期輕度白內障、迎風流淚等眼疾，具有明顯的調理、改善和保養作用。

解除雙眼太疲勞
攢竹穴

對症主治

急慢性結膜炎、淚液過多、眼瞼震顫

▶1秒3D透析穴道

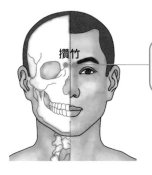

攢竹

位於面部，眉頭側端，眼眶骨上之凹陷處即是。

▶1分鐘按摩點點穴

　　正坐，輕閉雙眼，兩手肘撐在桌面上，雙手手指交叉，將兩大拇指指腹由下往上置於眉棱骨凹陷處按壓穴位。眼睛長時間盯著電腦螢幕，或經常熬夜加班的人容易感到眼睛脹痛，而正確按壓攢竹穴，便能有效改善。

對症配穴

★ 長時間熬夜會使眼睛脹痛，因而眼壓過高並導致口眼歪斜，眼瞼無力下垂的情形，可按▶**攢竹+陽白**。

 按摩Check表

按摩時機	按壓力道	拇指壓法	按摩功效
眼睛酸累	中		活血通絡、明目。

穴道自癒力

1 此穴對急慢性結膜炎、淚液過多、眼瞼震顫、眼睛疼痛等症，都有明顯療效。

2 按摩此穴，能緩解視力不清、眼睛紅腫、雙眼搔癢難耐、頭痛昏暈等症狀。

3 長期按摩，對風熱、痰濕引起的腦昏頭痛、眉棱骨痛等具有明顯的調理改善作用。

4 此穴除了能舒緩眼部不適症狀，醫書《針灸心悟》中另指出，攢竹穴可治療急性腰扭傷。

視力衰弱生眼病
角孫穴

1秒3D透析穴道

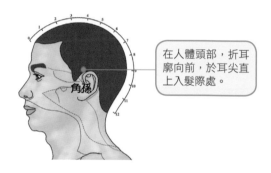

在人體頭部，折耳廓向前，於耳尖直上入髮際處。

角孫

1分鐘按摩點點穴

　　角孫穴位在手少陽三焦經，此穴是三焦經經脈中的最高點，氣血不易傳到角孫，故應用大拇指指腹多揉按穴位，促進氣血循環，按時有脹痛感。《針灸大成》謂：「耳廓中間，開口有空，治齦腫、目翳、齒齲、項強等症。」

對症配穴

★ 因角孫穴在頭部，若此穴的氣血不足，則
會引起眩暈，此時可按▶**角孫+足臨泣**。

按摩Check表

按摩時機	按壓力道	拇指壓法	按摩功效
白內障	重		吸濕降濁、活血。

穴道自癒力

1 按摩該穴具有吸濕、降濁、明目的作用。

2 老年人的視力隨器官和身體機能漸漸衰退，易罹
患白內障、目生翳膜等眼病，且會伴隨齒齦腫
痛的症狀，長期按摩角孫穴，對於白內障、齒
齦腫痛等疾病，具有輔助療效。

3 此穴還能有效治療咀嚼困難、口腔炎、唇燥、嘔
吐等症狀，對人體產生保健和調理作用。

4 角孫穴是三焦經經脈中的最高點，其針灸方式多
為寒則補之灸之，熱則瀉針出氣。

調理夜盲眼昏花
陽白穴

1秒3D透析穴道

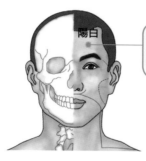

陽白

在人體面部，瞳孔的直上方，距離眉毛上緣約1寸處。

1分鐘按摩點點穴

　　正坐，舉兩手肘尖，頂放於桌面上，輕握拳，將大拇指指尖貼於眉梢正上方，以大拇指彎曲的指節處，由內而外輕刮穴位處時，有特殊的酸痛感。在近代中醫臨床中，利用本穴治療面癱、三叉神經痛、眶上神經痛、眼瞼下垂等多種面部疾病。

對症配穴

★目赤腫痛、視物昏花、上眼瞼下垂等各種
眼部疾病，可於日常保健多按▶**陽白+太**
陽、睛明、魚腰。

按摩Check表

按摩時機	按壓力道	拇指壓法	按摩功效
夜盲	輕		補充陽熱之氣。

穴道自癒力

1 本穴能輔助治療大部分的眼部疾病，具有明目祛
風的養護和保健作用。

2 對頭痛、視物模糊、眶上神經痛、面神經麻
痺、眼瞼下垂、夜盲、眼瞼搔癢、嘔吐、惡寒
等病症，具有良好的調理、改善作用。

3 據古籍記載，此穴能治療頭痛、頭風、目眩、目
赤腫痛、眉目間痛、夜盲、近視、遠視、眼瞼
動、頸脖僵硬不可轉動、背寒不得溫等病症。

治眼酸澀和遠視

目窗穴

遠視、近視、小兒驚癇、上齒齲腫、青盲

1秒3D透析穴道

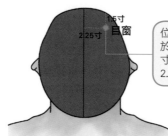

1.5寸
目窗
2.25寸

位在人體的頭部，於前髮際上1.5寸，頭正中線旁開2.25寸處。

1分鐘按摩點點穴

　　坐於桌旁，略微低頭，臂肘置於桌上，掌心向內，小指平貼於髮際處，中指所在處即為目窗，以食指和中指輕按之。在現代中醫臨床中，常利用此穴治療近視，平常只要多按目窗穴，對視力保健即有功效；此外，本穴還能緩解眼睛疲勞和酸澀。

對症配穴

★ 雙眼過度使用而酸澀疲勞，也會連帶影響視力，並因眼壓高而感到頭疼和頭脹痛，這時可按▶**目窗+關衝、風池**。

★ 因上齒蛀牙而導致面目浮腫的人，欲消除浮腫可按▶**目窗+陷谷**。

按摩Check表

按摩時機	按壓力道	二指壓法	按摩功效
雙眼酸澀	輕		生陽熱之氣、明目。

穴道自癒力

1 按摩該穴具有補氣壯陽的保健作用。

2 經常按摩對頭痛、目眩、目赤腫痛、遠視、近視、面部浮腫、上齒齲腫、小兒驚癇等具有明顯療效，使眼睛變得炯炯有神，恢復光彩。

3 根據記載，此穴能治療青盲（喪失視覺）、白膜覆瞳子（目生白膜，多淚）等眼部疾患。

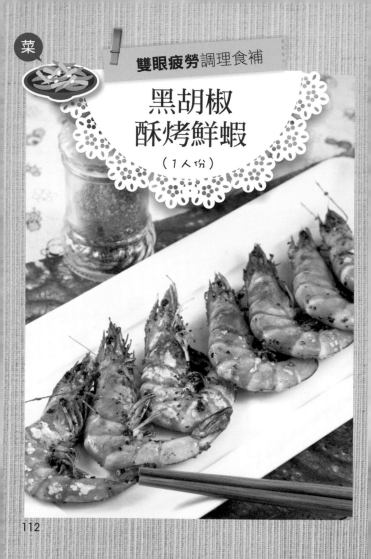

雙眼疲勞調理食補

黑胡椒
酥烤鮮蝦

（1人份）

含有維生素A的食物可以防止眼睛乾燥、視力疲勞、老花眼、畏光，延緩白內障以及其他慢性眼病。而魚蝦、瘦肉、堅果都有這類營養成分，於三餐中適當補充攝取，可以消除眼部的酸澀和疲勞。

食材 Shopping

草蝦 .... 7尾　　白胡椒 .... 適量
黑胡椒 .... 適量　　橄欖油 .... 適量

作法 Note

❶草蝦以清水洗淨，用剪刀剪去長鬚腳，並放在篩網瀝乾水份後，置於盤中備用。

❷將黑、白胡椒和鹽均勻混合，均勻塗抹在烤蝦身上，並抹上一層薄薄的橄欖油。

❸烤箱以180度預熱5分鐘後，將調味好的草蝦放上烤盤，雙面各烤3～5分鐘（視草蝦的大小而定），烤至外殼變紅且酥脆即完成。

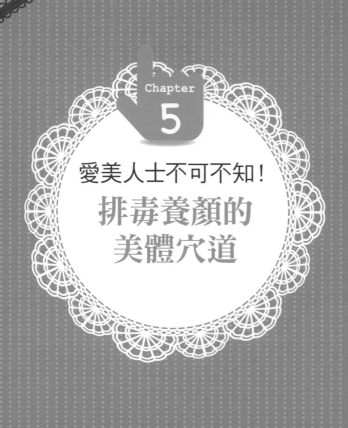

Chapter 5

愛美人士不可不知！
排毒養顏的
美體穴道

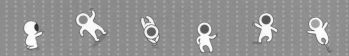

愛美是人的天性，有很多人願意為了外貌和身材，砸大錢上醫美診所；然而，如果不注重運動和正常作息，過一陣子後，身材還是會走樣，皮膚也會變得暗沉，並長出粉刺、青春痘。所以本章將提供更懶、更省時、更經濟實惠卻更持久的保養方法，那就是排毒養顏穴道按摩，只要輕鬆按！就能輕鬆變*pretty*！

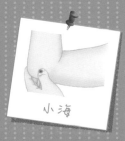

小海

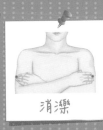

消濼

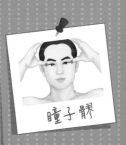

瞳子髎

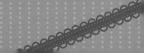

降脂減肥顧身材
滑肉門穴

對症主治
慢性胃腸病、胃出血、脫肛、舌強

1秒3D透析穴道

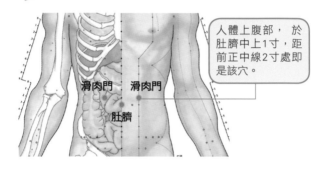

人體上腹部，於肚臍中上1寸，距前正中線2寸處即是該穴。

滑肉門　滑肉門

肚臍

1分鐘按摩點點穴

　　以食、中、無名三指垂直下按，並出力揉按約1分鐘。古籍記載滑肉門穴可治：「癲狂，嘔逆，吐血，重舌（舌下血脈腫脹，狀似舌下又生小舌，或紅或紫，或連貫而生，狀如蓮花，飲食難下，日久潰腐。），舌強（舌頭伸縮不利）。」

對症配穴

★ 現代人的文明病最常見的就是三高，意即高血糖、高血脂和高膽固醇，吃甜食和太油膩的食物容易引起三高疾病和胃痛，痛時可按▶**滑肉門+足三里**。

按摩Check表

按摩時機	按壓力道	三指壓法	按摩功效
減脂	重		健美減肥、潤滑脾胃。

 穴道自癒力

1 經常按摩滑肉門，能夠治療吐舌、舌強、重舌等病症，可緩解舌頭遲鈍、腫痛症狀。

2 每天按摩此穴，能促進消化，協助代謝人體脂肪，對健美減肥具有明顯效果。

3 長期按壓，對慢性胃腸病、嘔吐、胃出血、月經不調、不孕症、腸絞痛、脫肛等疾病，具有調理保健的效果。

美顏排毒解悶痛
消濼穴

對症主治
頭痛、頸項強痛、臂痛、齒痛、癲疾

1秒3D透析穴道

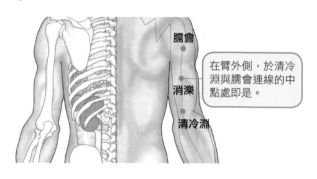

臑會

消濼

清冷淵

在臂外側,於清冷淵與臑會連線的中點處即是。

1分鐘按摩點點穴

正立,雙手垂放,先用左手手掌置於肘上右手臂的中間位置,再將右手掌置於左手臂的中間位置,呈雙手交叉的抱姿,接著左右手四指向兩側手臂施壓,一壓一放。古籍有載:「清冷淵、消濼二穴,在肘上外,正三焦經脈處也。」

對症配穴

★ 肩臂痛、上肢不遂和肩周炎（全名為肩關節周圍炎，是肩關節周圍肌肉、韌帶、肌腱、滑囊、關節囊等軟組織損傷、退變而引起的炎症。多見於體力勞動者），請多按▶**消濼穴+肩髎、肩髃、臑會、清冷淵**。

 按摩Check表

按摩時機	按壓力道	四指壓法	按摩功效
排毒	重		除濕降濁。

穴道自癒力

1 按摩此穴能除濕降濁、清熱安神、活絡止痛。

2 經常按摩消濼穴能輔助治療頭痛、頸項強痛、肩臂痛、齒痛、癲疾等疾患。

3 每天持續按壓位於三焦經的消濼穴，能加速排除體內毒素，具有減肥美容的效果。亦可治療氣鬱胸悶的毛病，適用於常感憂鬱的人。

圓翹緊實兼美臀
承扶穴

對症主治

腰臀股部疼痛、坐骨神經痛、下肢癱瘓

▌1秒3D透析穴道

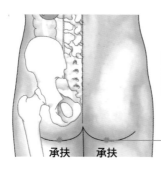

位在人體大腿後，左右臀下之臀橫紋的中心點即是。

承扶　　承扶

▌1分鐘按摩點點穴

　　正坐，將兩手掌心朝上，五指併攏並置放在臀部與大腿交接處中心位置，中指按著承扶穴；食指、中指、無名指三指併攏，以指腹向上按摩。每日持續按摩約1分鐘，可使鬆弛的肌肉恢復彈性和活力，改善臀部下垂的情況。

120

對症配穴

★ 腰骶疼痛（即指腰骨下面，尾骨上面的部位），可以經常按壓▶**承扶+委中**。

按摩Check表

按摩時機	按壓力道	三指壓法	按摩功效
排毒	中		舒筋通絡。

穴道自癒力

1. 長期按壓，具有通便消痔、舒筋活絡的作用。
2. 現代人工作繁忙，經常坐在辦公桌前一整天，使臀部肌肉長期處於放鬆與擠壓的狀態，再加上貧於運動，容易讓臀部肌肉變得毫無韌性；《針灸甲乙經》指出承扶穴位於：「尻臀下，股陰腫上約紋中。」而經常按摩此穴，能夠緊實臀部肌肉，有翹臀功效。
3. 對腰腿痛、坐骨神經痛、下肢癱瘓、痔瘡、尿閉、生殖器官疼痛等症，具有調埋的作用。

除皺抗衰逆齡穴
瞳子髎穴

1秒3D透析穴道

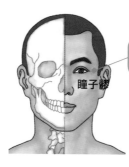

該穴位於面部，眼尾外側1公分處。

瞳子髎

1分鐘按摩點點穴

　　以兩手大拇指置於頭部兩側，大拇指用力揉按此穴，有酸、脹、痛的感覺。《針灸甲乙經》指出瞳子髎位在：「手太陽，手足少陽之會。」古籍中記載此穴功效：「治青盲目無所見，遠視疏疏（模糊），目中膚翳，白膜，目外眥赤痛。」

122

對症配穴

★ 如患有各種眼疾，造成眼睛不適，請按▶**瞳子髎+合谷、頭臨泣、睛明**。

★ 乳房腫脹，雙手觸摸胸部時，隱約感覺有硬塊，多按▶**瞳子髎+少澤**。

按摩Check表

按摩時機	按壓力道	拇指壓法	按摩功效
消除皺紋	重		降濁去濕氣。

穴道自癒力

1 經常按摩瞳子髎能輔助治療各種眼部疾病，如目赤腫痛、角膜炎、屈光不正、青光眼等。

2 長期按壓對頭痛、三叉神經痛、顏面神經痙攣，以及麻痺等病症，具有調理和保健作用。

3 眼角會因老化、操勞而出現魚尾紋，除了意味著皮膚鬆弛，也間接反應出身體機能的衰老。但每天持續按摩，能有效減少魚尾紋的產生。

雙頰紅潤好氣色
小海穴

1秒3D透析穴道

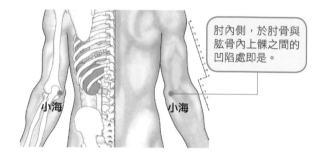

肘內側,於肘骨與
肱骨內上髁之間的
凹陷處即是。

小海

小海

1分鐘按摩點點穴

　　伸臂屈肘,掌心向頭部,屈肘約成90度。另一手輕握肘尖,大拇指指腹所在兩骨間即是該穴。以大拇指指腹垂直觸壓揉按穴位1分鐘。中醫多用於治療麻痺、齒齦炎、癲癇、精神分裂症、舞蹈病(身體不自主的運動)等疾病。

對症配穴

★ 肘臂疼痛，請按▶**小海+手三里**。

★ 頰腫、牙齦炎、咽喉炎等發炎症狀，多按▶
小海+合谷、頰車。

 按摩Check表

按摩時機	按壓力道	拇指壓法	按摩功效
增加氣色	中		潤腸補氣、活血通絡。

穴道自癒力

1 小腸營養吸收不佳，有造血功能障礙，以及貧血等疾病，可透過按摩此穴得到緩解。因循環欠佳而面容蒼白、無血色，按此穴可促使臉部的氣血循環，展現好氣色。

2 長期按壓，對於肘臂痛，肩、肱、肘、臂等部位的肌肉痙攣，以及尺神經痛、頷腫頸痛、頭痛、眼瞼充血、聽覺麻痹、寒熱齒齦腫、下腹痛、四肢無力等病症，具有調理保健功效。

蒜香山葵
炙烤菇

（1人份）

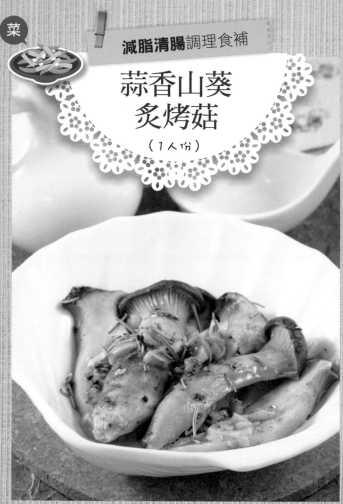

菇類的營養豐富，具有高纖、低脂、低膽固醇、低熱量的特點；而且味道鮮美，蛋白質含量又高於一般的蔬菜，亦含有人類不可或缺的必需胺基酸和維生素等，是腸胃欠佳者和減肥人士的最佳食物。

食材 *Shopping*

杏鮑菇 2根	山葵椒鹽 ....適量
大蒜 1瓣	辣椒粉 ....適量
橄欖油 ....適量	迷迭香 ....少許

作法 *Note*

1 大蒜去除外皮後切片；杏鮑菇亦切片備用。

2 在杏鮑菇上塗抹一層薄薄的橄欖油，並將蒜片、山葵椒鹽、辣椒粉和迷迭香均勻鋪在杏鮑菇上；接著用鋁箔紙將之包起來。

3 烤箱以200度預熱5分鐘後，將調味好的杏鮑菇放進烤箱，烤20分鐘即完成。

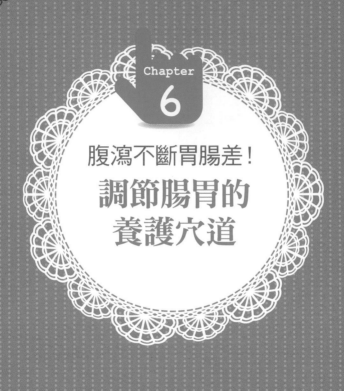

Chapter
6

腹瀉不斷胃腸差！
調節腸胃的
養護穴道

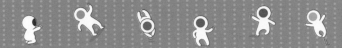

　　大腸癌是目前國人發生率最高的癌症，因現代人的飲食偏愛吃肉而少吃蔬果，導致食物停留腸道的時間長，而成為致癌物質。腸胃功能欠佳的人也多是飲食習慣導致，所以本章將針對各種吐瀉、腹痛、便祕、痔瘡等腸胃疾病，介紹你一定要 *know* 的保腸健胃穴道。

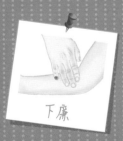

下廉

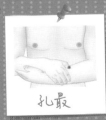

孔最

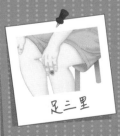

足三里

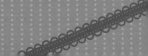

舒緩腹痛解疝氣

府舍穴

1秒3D透析穴道

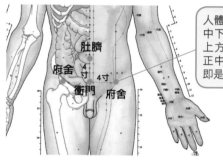

肚臍

府舍 4寸

衝門　府舍

人體下腹部，於臍中下4寸，衝門穴上方0.7寸，距前正中線旁開4寸處即是。

1分鐘按摩點點穴

　　正坐或仰臥，右手五指併攏手掌攤平，手背朝上輕撫肚子，將大拇指放於肚臍處，以此為基點，大拇指延著肚臍往正下方轉動，使五指皆指向下方，而小指邊緣之處即是府舍穴。找對稱穴道亦同此法，按摩時，以食指和中指指腹按揉左右穴位。

對症配穴

★ 吃太飽、太撐，或飲食不潔而導致腹痛、脹氣時，可多按▶**府舍+氣海**。

按摩Check表

按摩時機	按壓力道	二指壓法	按摩功效
腹痛	中		潤脾袪燥、通絡止痛。

穴道自癒力

1. 府，指臟腑；舍，交會點。意即此穴的氣血來自體內臟腑，交會於府舍穴，並蓄於此處，具有潤脾燥，生脾氣的作用。

2. 地球引力的作用下，不易消化或來不及消化的食物會積聚在此穴所在的下腹部，導致肚子痛、脹氣等現象，故經常按揉，能緩解腹痛、疝氣即氣血不暢，以致小腸不正常的凸出等症狀。

3. 吃飽後，要讓腸胃道有消化食物的時間，所以剛吃飽過30分鐘後，再按摩腹部較佳。

排除積聚不便祕
商曲穴

1秒3D透析穴道

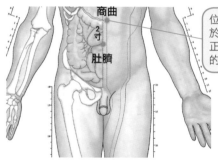

商曲

2寸

肚臍

位在人體上腹部，
於臍中上2寸，前
正中線旁開0.5寸
的位置即是。

1分鐘按摩點點穴

　　將食指、中指和無名指併攏，掌心朝肚子，置於腹部，無名指位於肚臍眼處，則食指所在處即是商曲穴，用雙手的中指順時針輕按穴位1分鐘。按摩此穴對腹痛、泄瀉、便祕、腸炎、腹中積聚等腹部和腸胃不適之症，具有舒緩療效。

對症配穴

★ 飲食習慣如果多肉少蔬菜,攝取的植物性
纖維和粗纖維太少,將不利消化,並引致
腹部脹痛,請多按▶**商曲+中脘、大橫**。

★ 忌口不食或吃了不乾淨的食物,都會造成
脾虛濕盛,引起泄瀉和痢疾,病症多伴有
腸鳴叫、水屁、稀便等,欲緩解症狀請按▶
商曲+大腸俞、天樞。

 按摩Check表

按摩時機	按壓力道	中指壓法	按摩功效
便祕	輕		運化水濕、清熱降溫。

穴道自癒力

1 吃東西不加咀嚼、囫圇吞棗的人,吃得快又吃得
多,因不利消化而常感覺嘴巴的腐食氣味重、
硬便、右上腹悶痛有灼熱感,肚子似飢非飢或
飢不欲食;而按壓此穴有清熱益胃的功效。

久坐不痔小秘訣
孔最穴

1秒3D透析穴道

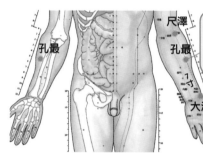

尺澤

孔最

孔最

7寸

大淵

前臂掌面彎曲側，尺澤穴與太淵穴連線上，腕橫紋上7寸處即是。

1分鐘按摩點點穴

手臂屈起，仰掌向上，以另一隻手握住手臂，並用拇指指甲垂直下壓揉按該穴能理肺。在中醫療法中，注射魚腥草液到孔最穴，可治因支氣管擴張等所引起的咳血，卻曾經引起致命性的過敏性休克、昏迷和呼吸困難，在中國已全面禁用。

對症配穴

★ 孔最為肺經之穴，是肺臟氣血聚集之地，故有調理咳嗽、氣喘等肺部病症之效，有此症狀請多按▶**孔最+肺俞、尺澤**。

★ 支氣管炎、肺癌和肺結核等症，會帶來咳血的病徵，可按▶**孔最+魚際**。

 按摩Check表

按摩時機	按壓力道	拇指壓法	按摩功效
隨時	中		調理肺氣、清熱止血。

穴道自癒力

1. 對熱病、頭痛、吐血、肺結核、手指關節炎、咳嗽、嘶啞失聲、咽喉痛等症具有調治效果。

2. 能治療支氣管炎、支氣管哮喘、肺炎、扁桃腺炎、肋間神經痛等肺部疾患。

3. 稍出力強壓（或針灸）此穴二十分鐘，即出汗，以降低身體的溫度，有解熱退燒的功效。

整治腸胃道不適
下廉穴

1秒3D透析穴道

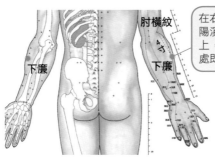

肘橫紋

下廉

下廉

> 在右臂背面右側，
> 陽溪與曲池的連線
> 上，肘橫紋下4寸
> 處即是。

1分鐘按摩點點穴

　　用食指與中指指腹垂直按壓該穴1分鐘，可治以下古籍記載的病症，《銅人》曰：「頭風，臂肘痛。」《資生經》曰：「胸脅小腹痛，偏風，熱風，冷痺不遂，風濕痺。」《循經》曰：「腦風眩暈，腹痛如刺，狂言狂走。」

對症配穴

★ 吃飯狼吞虎嚥或邊吃飯邊配飲料、看電視、玩手機等,容易傷害腸胃,長期保持這樣的飲食習慣,會影響消化、腹脹痛,養護脾胃可多按▶**下廉+足三里**。

按摩Check表

按摩時機	按壓力道	二指壓法	按摩功效
隨時	中		調理腸胃、通經活絡。

穴道自癒力

1 可治療頭痛、眩暈、目痛等病症。對運動傷害具有一定療效,如網球肘(常見症狀為肘關節外側酸痛或鈍痛)、肘關節炎、肘臂痛等。

2 對於消化系統疾病,如腹痛、腹脹、腸鳴音亢進等腸胃不適,也能產生療效。

3 可活絡連接腦部的血管,預防血管堵塞,避免引起急性腦血管病,如腦中風、腦溢血。

促進腸胃多蠕動

天樞穴

對症主治
便祕、腹瀉、腹痛、
虛損勞弱、不孕

1秒3D透析穴道

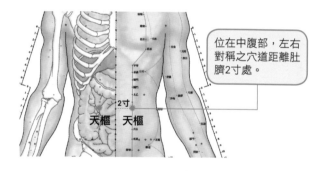

位在中腹部，左右
對稱之穴道距離肚
臍2寸處。

2寸

天樞　天樞

1分鐘按摩點點穴

　　仰臥或正坐，雙手手背向外，手指朝下，中間
三指併攏後按摩該穴，以食指指腹置於肚臍，無名
指所在處即是天樞。古籍記載天樞穴可治因子宮
肌瘤而造成的不孕：「婦人女子癥瘕（指子宮肌
瘤），血結成塊，漏下赤白，月事不時。」

對症配穴

★ 邊吃飯邊喝酒或邊抽菸，會造成消化不良、腹瀉，可多按▶**天樞+足三里**。

★ 典型的細菌性痢疾的症狀包括有腹痛、腹瀉、高燒、排便後仍有便意感，甚至帶有「膿血便」的現象。經口沫傳播感染，故同桌共食的一群人較易染上細菌性痢疾，可常按▶**天樞+巨虛、曲池**。

按摩Check表

按摩時機	按壓力道	三指壓法	按摩功效
隨時	中		調理腸胃、調經止痛。

穴道自癒力

1 經常按揉天樞穴，對腹痛、虛損勞弱、傷寒等疾病有良好的抑制和預防作用。

2 此穴針對中暑嘔吐、男性生殖器疾病、月經不調、不孕等病症亦有調理保健功效。

139

足三里穴

1秒3D透析穴道

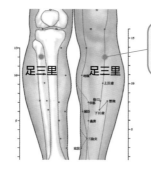

外膝眼下3寸，距脛骨前脊一橫指，於脛骨前肌上。

足三里　　足三里　上巨虛　條口　豐隆　中瀆　下巨虛　犢口　陽交　三陽絡　飛揚

1分鐘按摩點點穴

　　正坐，屈膝90度，手掌包住膝蓋（左手撫左膝，右手撫右膝），手指朝向下方，無名指指端處即是足三里，可用中指指腹垂直施力按壓。足三里除了調養腸胃，還能增強下肢體力，防治四肢腫滿、股膝酸痛，對坐骨神經痛也有療效。

對症配穴

★ 胃疼痛的部位在「上腹部」，也就是肚臍以上、肋骨以下的位置，飲食不定量的人容易有胃痛的毛病。胃腹悶脹、吐酸、腹瀉時，多按▶**足三里+中脘、梁丘**。

★ 食不定量的人，胃腸會變得很敏感、易嘔吐，可按▶**足三里+內關**。

 按摩Check表

按摩時機	按壓力道	中指壓法	按摩功效
隨時	重		補氣、調理脾胃。

穴道自癒力

1 此穴能夠增強體力、消除疲勞、強壯神經、預防衰老，對結核病、傷風感冒、高血壓、低血壓、動脈硬化、心臟病、腦溢血後遺症等，有輔助治療作用，被稱為「長壽穴」。

2 可理脾胃、調氣血、補虛弱，預防腸胃疾病。

治療脾虛止吐瀉
太白穴

1秒3D透析穴道

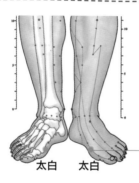

足內側緣，足大趾
本節（第一蹠骨關
節）後下方赤白肉
際凹陷處。

太白　　太白

1分鐘按摩點點穴

　　正坐，抬腳放置於另一大腿上，以另一手大拇指指腹按腳的內側緣，靠近足大趾的凹陷處即是。太白穴出自《靈樞‧本輸》，屬於足太陰脾經；「太白」是古代星宿的名稱，傳說此星具有治國安邦的作用；在人體穴位上，則為健脾的重要穴位。

對症配穴

★ 如果不慎於某餐吃太多，以致肚子太撐、胃部脹氣不適，欲健胃助消化請按▶**太白+中脘、足三里**。

 按摩Check表

按摩時機	按壓力道	拇指壓法	按摩功效
隨時	中		健胃、消食、止痛。

穴道自癒力

1 經常按摩、敲打此穴，能治療各種脾虛，如先天脾虛、肝旺脾虛、心脾兩虛、脾肺氣虛、病後脾虛等。人體的運動傷害也可用此法治療。

2 對胃痛、腹脹、吐瀉、痢疾、腸鳴等，具有良好的治療效果，還可治療便祕、腳氣、痔瘡等。

3 點揉太白穴可調控穩定血糖指數，血糖高者可使其下降，低者則可上升，以平衡指數。

4 按摩太白穴能疏通經氣，迅速消除肌肉酸痛。

強健脾胃統領穴
公孫穴

1秒3D透析穴道

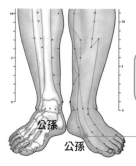

足內側第一蹠骨基底部前下緣，第一趾關節後1寸處。

公孫

公孫

1分鐘按摩點點穴

　　正坐，將腳放在另一腿上，另一手的食指與中指併攏，中指位於足內側大趾關節後，其食指所在處即是。找到穴位後，以拇指指腹按壓左右腳的對稱穴位，並各按1分鐘，能緩解腹瀉和痢疾，以及不明原因的腹痛、心痛、胃痛、胸痛等。

對症配穴

★ 胃脘脹痛俗稱心口痛，於上腹部近心窩岐骨陷處發生疼痛的病症。表示胃絡疏於保養，請多按▶**公孫+中脘、足三里**。

★ 初生嬰兒因胎毒未盡或換乳導致胃腸不適而嘔吐、排綠便、腹瀉便祕，輔助治療可按▶**公孫+豐隆、膻中**。

按摩Check表			
按摩時機	按壓力道	拇指壓法	按摩功效
隨時	中		和胃祛痛、消腫止瀉。

 穴道自癒力

1 公孫，是黃帝的姓，黃帝位居中央，統治四方，公孫取其統領之意，管理脾經和衝脈。

2 針對女性生理痛、月經不調、足踝痛、顏面浮腫、食慾不振等也有療效。此外，嬰兒因脾胃虛弱而腹瀉、腹脹硬，可按此穴緩解。

大腸疾病改善穴
大橫穴

1秒3D透析穴道

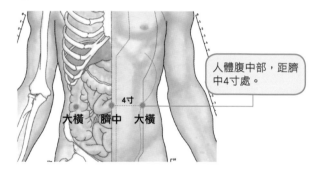

人體腹中部，距臍中4寸處。

4寸

大橫　臍中　大橫

1分鐘按摩點點穴

　　以兩手中指指尖垂直下壓揉按大橫（按壓時吸氣、縮腹，效果更佳）。如果有便祕、排便不順的問題，除了每天要多喝水、攝取富含纖維質的蔬菜水果外；長期按壓此穴，還能有效改善身體和腸胃功能的不適，以及消除腰腹肥胖的情形。

對症配穴

★因情緒緊張導致腹痛、拉肚子或便祕，抑或是腰腹肥胖、慣性便祕的人，請多按▶**大橫+天樞、足三里**。

 按摩Check表

按摩時機	按壓力道	中指壓法	按摩功效
隨時	中		通便止痛。

穴道自癒力

1. 按摩此穴，能治療多種大腸疾病，尤其對習慣性便祕、腹脹、腹瀉、小腹寒痛、腸寄生蟲等疾患，具有良好的治療、調理和改善作用。

2. 長期按摩大橫穴，可改善虛胖多汗、四肢痙攣、肚腹凸出、肥胖等症狀。

3. 可治療各種急、慢性腸炎、細菌性痢疾、腸麻痹（又稱為腸梗阻，指腸道失去蠕動功能，導致吃進的食物無法順利通過腸道排泄出來）等。

預防腸癌找上門

會陽穴

對症主治

泄瀉、便血、痔瘡、陽萎、帶下

1秒3D透析穴道

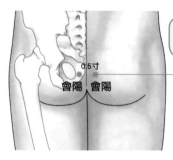

位在人體尾骨端，旁開0.5寸處。

0.5寸

會陽　會陽

1分鐘按摩點點穴

　　正坐，雙手向後，手心朝向背部；中指伸直，其他手指彎曲，將中指指腹置於尾骨端兩旁的會陽穴，並以中指指腹揉按穴道。如有痔瘡、肛裂、結腸息肉等症狀，皆有可能造成便血，此為大腸癌的警訊；而按壓會陽穴，可暫時緩解便血症狀。

對症配穴

★ 肛門口周圍有很多小靜脈，當這些靜脈不正常擴張或變大時，稱之為痔瘡。靜脈會擴張主要是因為長期靜脈壓力增加的緣故，例如便秘、懷孕及久坐，都會令靜脈壓增加，輔助治療可按▶**會陽+承山**。

 按摩Check表

按摩時機	按壓力道	中指壓法	按摩功效
隨時	中		散發水濕、補陽益氣。

穴道自癒力

1 經常按壓，對泄瀉、便血、痔瘡、陽萎、帶下（婦科疾病）具有良好的輔助療效。

2 中醫臨床發現，針灸會陽，再搭配腎俞穴，並使用瀉法，可有效治療慢性前列腺炎。

3 會陽配曲池、血海，有祛風除濕、活血止癢的作用，可治療陰部發炎、搔癢等症狀。

告別便秘止泄瀉
盲俞穴

1秒3D透析穴道

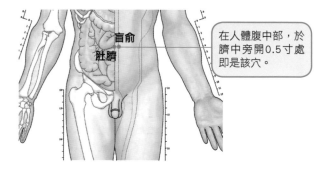

盲俞
肚臍

在人體腹中部，於臍中旁開0.5寸處即是該穴。

1分鐘按摩點點穴

　　正坐或仰臥，兩手掌心向肚子，深吸氣，使腹部下陷，以中指指尖稍出力按肚臍旁邊的穴位。若腹部受涼，或腹部絞痛，但未出現腹瀉徵狀，即使有便意，也只排出乾硬顆粒，此時可試著深吸氣，並同時按摩肓俞穴，便能改善腹部不適感。

對症配穴

★ 如有便祕、泄瀉、痢疾等症狀，舒緩可按▶
肓俞+天樞、足三里、大腸俞。

★ 緩解各種腹痛，如胃痛、腹痛、疝氣痛、
排尿疼痛、尿道澀痛，請按▶**肓俞+中脘、
足三里、內庭、天樞**。

 按摩Check表

按摩時機	按壓力道	中指壓法	按摩功效
隨時	重		積脂散熱。

穴道自癒力

1 經常按摩對黃疸(指患者全身皮膚、粘膜、鞏膜
以及小便黃染的病症)、胃痙攣、習慣性便祕、
腸炎、胃部厥冷、腹痛繞臍、腹脹、痢疾、泄
瀉、疝氣、腰脊疼痛，都具有良好療效。

2 能改善月經疼痛、子宮痛、睪丸炎、眼球充
血、角膜炎、嘔吐等症狀。

泄痢不止腸鳴叫
神闕穴

■1秒3D透析穴道

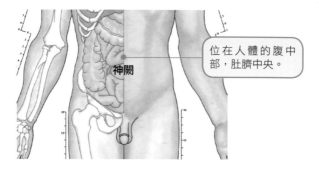

神闕

位在人體的腹中部，肚臍中央。

■1分鐘按摩點點穴

　　用左手掌對準肚臍，覆蓋在肚臍上；右手手掌，覆蓋於左手掌背，雙手同時出力，以掌心之力揉按穴位，有酸痛感。神闕穴與生命活動密切相關；母體中的胎兒憑藉位於神闕的臍帶輸送養分，後天按摩亦可使人體精神飽滿、輕身延年。

對症配穴

★ 泄痢便祕、繞臍腹痛，多按▶**神闕+公孫、水分、天樞、足三里**。

★ 脫肛(內外痔瘡、瘜肉或直腸脫出肛門外，大多是胃腸濕熱所致)、小便不禁，可按▶**神闕+長強、氣海、關元**。

按摩Check表

按摩時機	按壓力道	全手壓法	按摩功效
拉肚子	輕		溫陽固脫、健運脾胃。

穴道自癒力

1. 按摩此穴有溫陽固脫、健運脾胃的作用，對小兒瀉痢、腹痛腸鳴、水腫脹氣有特效。

2. 能治療急慢性腸炎、痢疾、脫肛、子宮脫垂(感覺陰道內有重物要掉出)、腹部水腫、中暑、不省人事、腸鳴、腹痛、瀉痢不止等疾患。

3. 中風按壓此穴，有宣通血脈、回陽益氣之功。

解決便祕很順暢
支溝穴

1秒3D透析穴道

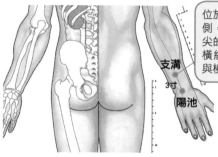

位於人體的前臂背側，於陽池穴與肘尖的連線上，腕背橫紋上3寸，尺骨與橈骨之間。

支溝

3寸

陽池

1分鐘按摩點點穴

　　正坐，屈肘向上舉，掌心向自己，肘臂彎曲約成90度。用另一手輕握手腕下，大拇指在內側，四指彎曲置於外側，食指指尖位在陽池穴上，小指指尖所在處即是支溝穴。用中指指尖垂直下壓揉按穴位1分鐘，會有明顯的酸痛感。

對症配穴

★ 胸脅疼痛，多按▶**支溝+陽陵泉、外關**。

★ 便祕，可按▶**支溝+足三里、天樞**。

 按摩Check表

按摩時機	按壓力道	中指壓法	按摩功效
便祕	重		傳遞氣血、生發風氣。

穴道自癒力

1 與大橫穴功效類似，經常按摩可治療便祕。

2 長期按壓對耳鳴、耳聾、肩臂痛、心絞痛、肋間神經痛，乳汁分泌不足、產後血暈等產後病症，具有輔助調理和保健作用。

3 《醫宗金鑒》談支溝的人體定位為：「從外關上行一寸，兩骨間陷中，支溝穴也。」

4 支溝穴位於三焦經經脈；支，分叉；溝，溝渠。表示氣血從支溝穴循三焦經的分叉經脈渠道向外而行。亦稱為「飛虎」、「飛處」。

助益腸胃排毒素
長強穴

▰ 1秒3D透析穴道

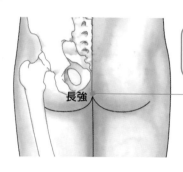

位於尾骨端下，當尾骨端與肛門連線的中點處。

長強

▰ 1分鐘按摩點點穴

　　以中指和食指併攏著力揉按穴道，會有酸脹感，並向體內和四周擴散開來。長強同天樞穴和足三里穴的功效類似，能對付便祕困擾，並促使人體內部的腸胃排毒。中醫也常利用針灸長強穴治療嬰幼兒腹瀉和婦女經閉的症狀。

對症配穴

★ 因痔瘡而有便血的症狀者，多按▶**長強+二白、陰陵泉、上巨虛、三陰交**。

★ 脫肛、痔瘡，可按▶**長強+二白、百會**。

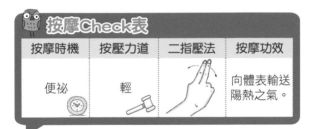

按摩時機	按壓力道	二指壓法	按摩功效
便祕	輕		向體表輸送陽熱之氣。

穴道自癒力

1. 按摩能促進直腸收縮、止瀉，使排便暢通。

2. 長期按壓具有通任督、調腸腑的作用，能治療腸炎、腹瀉，痔瘡、便血、脫肛等疾患。

3. 對陰囊濕疹、引產、陽萎、精神分裂、癲癇、腰神經痛等病症，具有調理和改善功能。

4. 長強配承山，有清熱通便、活血化瘀的作用，能治療痔疾、便祕；配小腸俞穴，有行氣通腑、分清泌濁的作用，可治療大小便困難和淋症。

通利小便消水腫
陰陵泉穴

對症主治
小便不利、腹脹、腹
瀉、水腫、黃疸

1秒3D透析穴道

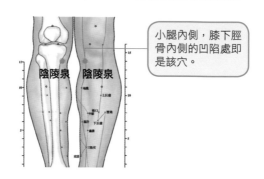

小腿內側，膝下脛
骨內側的凹陷處即
是該穴。

陰陵泉　　陰陵泉

1分鐘按摩點點穴

　　將左腳置於右膝上，右手輕握膝蓋下方，其拇指指尖所在的膝下內側凹陷處即是陰陵泉穴，以大拇指指尖由下往上出力揉按1分鐘。根據《備急千金要方》記載：「陰陵泉、陽陵泉，主失禁遺尿不自知；陰陵泉、隱白，主胸中熱，暴泄。」

對症配穴

★ 腹瀉，請按▶**陰陵泉+足三里、上巨虛**。

★ 因小便不利而引起的腹脹痛，可按▶**陰陵泉 +中極、膀胱俞、三陰交**。

★ 黃疸，可按▶**陰陵泉+肝俞、至陽**。

按摩Check表

按摩時機	按壓力道	拇指壓法	按摩功效
腸炎	重		清脾理熱、宣洩水液。

穴道自癒力

1. 此穴能清脾理熱、宣洩水液、化濕通陽；對通利小便，治療臍下腹部水腫有特效。

2. 能緩解腹脹、腹絞痛、腸炎痢疾、膝痛等。

3. 長期按壓，對尿瀦留(指膀胱內有大量尿液，卻無法順利排出)、尿失禁、尿路感染、月經不調、陰道炎、膝關節及周圍軟組織等泌尿、關節疾患，具有改善、調理及保健效果。

預防胃食道逆流
上脘穴

對症主治

胃脘疼痛、嘔吐、呃逆、食不消化

1秒3D透析穴道

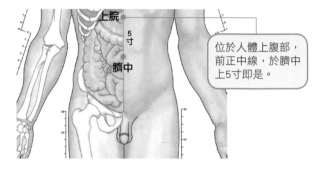

上脘

5寸

臍中

位於人體上腹部，前正中線，於臍中上5寸即是。

1分鐘按摩點點穴

　　正坐，伸雙手撫向胸下，手掌放鬆，呈瓢狀，掌心向自己，中指指腹置上脘穴，以雙手中指同時出力揉按穴位，有刺痛感。上脘是對胃腔具有療效的穴位，因此有關胃痛、嘔吐、消化不良等不適症狀，可透過按摩得到改善。

對症配穴

★ 納呆指胃的受納功能呆滯，也稱「胃呆」。即消化不良、食慾不振的症狀，請多按▶**上脘+豐隆**。

★ 噯氣吞酸（打嗝有酸氣）、腹脹、腸鳴、泄瀉，可按▶**上脘+天樞、中脘**。

按摩Check表

按摩時機	按壓力道	中指壓法	按摩功效
反胃	重		聚集及傳導胃部水液。

穴道自癒力

1. 按摩此穴具有和胃降逆、化痰寧神的作用。

2. 對反胃、嘔吐、食不消化、胃痛、腹脹、腹痛、咳嗽痰多、腹中積聚、黃疸、虛癆吐血、胃炎、胃擴張、膈肌痙攣、腸炎具有療效。

3. 上脘的針灸方法為：「針入八分，先補而後瀉之，神驗。如風癇熱病，宜先瀉後補，立愈。」

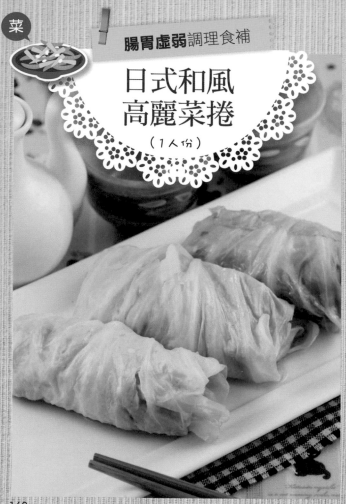

腸胃虛弱調理食補

日式和風
高麗菜捲

（1人份）

高麗菜富含膳食纖維、礦物質、維他命C，營養價值高，當中有維生素K1和維生素U，含有抗潰瘍因子，可修復體內受傷組織，並保護胃腸黏膜，減少胃部不適，煮熟後打汁飲用也是好方法。

🧺 食材 *Shopping*

高麗菜葉 3大片		薑 ....適量	
豬絞肉 50克		蔥 ....適量	
嫩豆腐 ....半盒		太白粉 15克	

🍬 作法 *Note*

❶ 蔥和薑切成蔥花和薑末；豆腐搗碎瀝乾備用。

❷ 將蔥花、薑末、太白粉、豬絞肉和搗碎並瀝乾水分的豆腐充分混合攪拌均勻。

❸ 高麗菜平鋪在盤上，放入適量餡料再捲起。

❹ 將捲好的高麗菜捲放入鍋中燉煮10～15分鐘，直到熟透，再撒入適量鹽巴即完成。

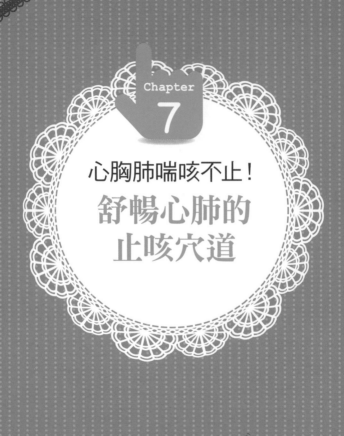

Chapter

7

心胸肺喘咳不止！

舒暢心肺的
止咳穴道

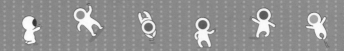

　　身體有好的行動力和靈活度，才能促進呼吸循環系統、體溫調節系統、內分泌系統的功能，這些功能代表「體力」。體力的好壞有賴器官維持，如心臟能推動血液循環、肺負責換氣等；為強化心肺功能，本章提供的穴道按摩可以給心臟適度的刺激，並強化肺部功能、肌肉功能與血管功能，*push*身體變健康。

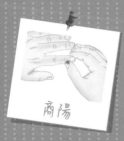

商陽

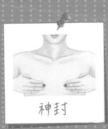

神封

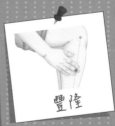

豐隆

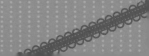

強健心臟緩悸痛
極泉穴

1秒3D透析穴道

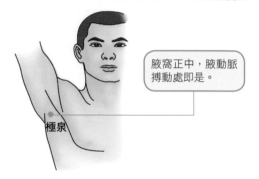

腋窩正中，腋動脈搏動處即是。

極泉

1分鐘按摩點點穴

舉手向上，以另一手的中指指尖按壓腋窩中間凹陷處的穴道1分鐘。根據醫學研究指出，假使一個人經常鬱悶，其腋窩下（即極泉穴上），就會生出腫包，此為心氣鬱滯的現象，而按摩極泉穴，可化解腫塊，舒緩心經鬱滯的疾病。

對症配穴

★ 心痛或心跳加快，請按▶**極泉+神門**。

★ 肘臂感覺冷痛，可按▶**極泉+俠白**。

 按摩Check表

按摩時機	按壓力道	中指壓法	按摩功效
心悸時	中		通絡強心、清瀉心火。

穴道自癒力

1️⃣ 揉按此處穴位，能有效治療各種心臟疾病，如心肌炎、心絞痛、冠心病、心悸、心痛等。

2️⃣ 長期按揉，對肩臂疼痛、臂叢神經傷害、臂肘冷寒、肩關節炎、肋間神經痛、黃疸、腋下臭等疾患，具有調理和保健作用。

3️⃣ 經常按揉，能緩解上肢麻木、疲勞的現象。

4️⃣ 在現代中醫臨床中，常利用此穴位治療心絞痛、頸部淋巴結核等，治療的功效顯著。

5️⃣ 「極泉」的命名意指此穴位於心經的最高處。

療癒胸痛寧神志
少府穴

對症主治
胸痛、心悸、小指拘攣、掌中熱

1秒3D透析穴道

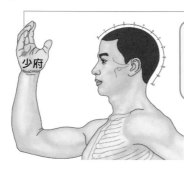

位於手掌的第四、第五掌骨之間，於屈指握拳時，小指尖接觸的位置即是該穴。

少府

1分鐘按摩點點穴

以一手四指輕握另一手背，彎曲大拇指，指尖按壓少府穴1分鐘。此穴名出自《針灸甲乙經》，位於手少陰心經，能預防各種心臟疾病，如心肌缺氧、心肌梗塞、心絞痛等病症。持續按壓，可緩解胸中的鬱悶不通之氣，使病情穩定下來。

對症配穴

★ 因壓力大而時常心悸，請按 ▶ **少府+內關**。

按摩Check表

按摩時機	按壓力道	拇指壓法	按摩功效
胸痛時	中		寧神志、散心火。

穴道自癒力

1. 此處穴位具有寧神志、調心氣、暢通心腑的功能，主要治療各式心臟疾患，如風濕性心臟病、心悸、心律不整、心絞痛、胸痛等。

2. 經常按壓，還能通達心、腎，紓解兩經抑鬱之氣。並可醫治女性生殖器官疾病，輔助治療遺尿、尿閉、陰部癢痛等症狀。

3. 長期按壓，對前臂神經麻痛、掌中熱、小指攣痛等病症，具有良好的調理和保健作用。

4. 少，陰的意思；府，府宅之意。「少府」意指本穴為心經氣血的聚集之處。

善驚昏亂失心神
曲澤穴

對症主治

心痛、善驚、心神昏
亂、心悸、腸胃炎

1秒3D透析穴道

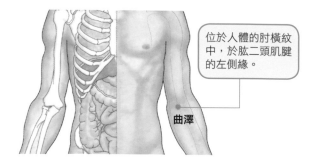

位於人體的肘橫紋
中，於肱二頭肌腱
的左側緣。

曲澤

1分鐘按摩點點穴

　　正坐伸肘、掌心向上，微屈約45度。以另一手
輕握肘尖，四指在外，彎曲大拇指，用指尖垂直按
壓曲澤穴，有酸、脹、痛的感覺。據《針灸甲乙
經》記載：「心痛，卒咳逆，曲澤主之，出血則
已。」意指曲澤穴可改善心痛咳血的症狀。

對症配穴

★ 心痛嘔血，請按▶**曲澤+神門、魚際**。

★ 心胸脹痛，可按▶**曲澤+內關、大陵**。

 按摩Check表

按摩時機	按壓力道	拇指壓法	按摩功效
驚恐時	重		散熱降濁。

穴道自癒力

1. 按摩此穴對心痛、善驚、身熱、煩渴口乾、風疹（蕁麻疹的別名）、肘臂、手腕不自主的抖動症狀，具有一定療效。

2. 按摩此穴可清煩熱，對心神昏亂、心悸、心肌炎、中暑等症均有安神鎮靜的療效。

3. 長期按摩能治療胃痛、嘔吐、泄瀉（急性腸胃炎）等疾病，具有良好的調理和保健作用。

4. 此穴具有護肝的功效，能舒緩痙攣性肌肉收縮、手足抽搐、心胸煩熱、頭暈腦脹等病症。

內關穴

1秒3D透析穴道

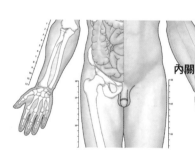

位於前臂正中央，腕橫紋上2寸，在橈側腕屈肌腱與掌長肌腱之間。

內關

2寸

1分鐘按摩點點穴

　　將右手中間的三手指併攏，無名指放在左手腕橫紋上，這時右手食指和左手手腕交叉點的中點，即是內關穴。用拇指指尖垂直掐按穴位，有酸、脹、微痛的感覺。《針灸甲乙經》云：「心澹澹（提心吊膽）而善驚恐，心悲，內關主之。」

對症配穴

★ 痛經，請按▶**內關+三陰交、素髎**。

★ 落枕，可按▶**內關+外關**。

★ 腹痛，可按▶**內關+公孫**。

★ 胃脘痛，可按▶**內關+中脘、足三里**。

★ 上肢不遂，請按▶**內關+外關、曲池**。

按摩Check表

按摩時機	按壓力道	拇指壓法	按摩功效
心胃不適	重		疏導水濕。

穴道自癒力

1 對於因懷孕嘔吐、暈車、手臂疼痛、頭痛、眼睛充血、失眠、心悸、噁心想吐、胸肋痛、上腹痛、腹瀉、痛經等症狀，具有明顯的緩解作用。

2 長期按壓對心絞痛、精神異常、風濕疼痛、胃痛、中風、哮喘、偏癱、偏頭痛、產後血暈、憂鬱症，具有明顯改善和調理作用。

商陽穴

對症主治

胸中氣滿、四肢腫脹、中風昏迷

■ 1秒3D透析穴道

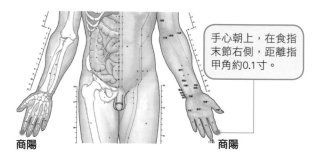

手心朝上，在食指末節右側，距離指甲角約0.1寸。

商陽　　　　　**商陽**

■ 1分鐘按摩點點穴

　　左手背朝上，以右手食指和拇指輕夾按左手食指，並彎曲右手大拇指，以指甲尖垂直掐按食指側旁之商陽穴。《易經》指出，肺和大腸都屬「金」，而商陽穴位於手大腸經脈的起始之處，在五行之中，金的音屬商，故此穴被稱為商陽。

對症配穴

★ 中暑、中風,請按▶**商陽+少商、中衝**。

★ 咽喉腫痛,可按▶**商陽+合谷、少商**。

 按摩Check表

按摩時機	按壓力道	拇指壓法	按摩功效
胸悶時	輕		理氣平喘、消腫退熱。

穴道自癒力

1 對胸中氣滿不暢、喘咳不止、四肢腫脹、全身發熱而無汗等疾症能產生特殊療效。

2 長期按壓此穴,對咽喉腫痛且痰多卡喉、牙痛、突然中風昏迷、手指麻木無知覺、耳鳴、耳聾等病症有調理保健的效果。

3 現代臨床醫學經常利用此穴治療咽炎、急性扁桃腺炎、腮腺炎、口腔炎(舌邊,上齶,齒齦等處發生潰瘍)、急性胃腸炎、中風昏迷等。

4 按壓此穴,可治療齒痛、頜腫、青盲等症。

胸膈煩滿喉中鳴

天池穴

1秒3D透析穴道

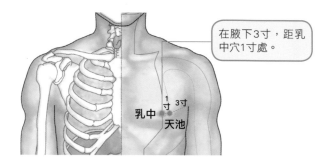

在腋下3寸，距乳
中穴1寸處。

乳中　1寸　3寸

天池

1分鐘按摩點點穴

正坐，屈肘，掌心朝向自己胸前，四指相對，用大拇指指腹向下垂直按壓乳頭外1寸的天池穴，會有酸痛感。據古典醫籍《針灸銅人》記載，此穴能治療胸膈煩滿、頭痛、四肢不舉、腋下腫、上氣（肺氣上逆）、胸中有聲、喉中鳴等疾病。

對症配穴

★ 咳嗽不止，多按▶**天池+列缺、豐隆**。

★ 身體左右的脅肋痛，多按▶**天池+支溝**。

 按摩Check表

按摩時機	按壓力道	拇指壓法	按摩功效
心煩時	重		散熱降濁。

穴道自癒力

1 長期按壓此穴，對心外膜炎（又稱心囊炎，指包圍心臟的心外膜發炎。可能伴隨發燒與食慾不振的情形；若病情惡化，會感到呼吸急促、心悸、胸悶疼痛等，躺下會感到更加不適。）、腦充血、腋腺炎、乳房炎、肋間神經痛、目視不明、咳嗽、熱病汗不出等病症，產生輔助調理和保健的作用。

2 按摩天池穴，能有效緩解胸悶、心煩、氣喘、胸痛、腋下腫痛、瘧疾等症狀。

暢通肺腑不憂鬱
中府穴

對症主治

胸悶痛、支氣管炎、氣喘、肩背酸痛

1秒3D透析穴道

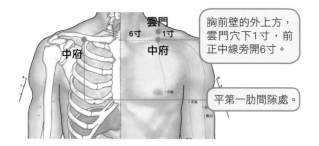

雲門

6寸 1寸

中府

中府

胸前壁的外上方，雲門穴下1寸，前正中線旁開6寸。

平第一肋間隙處。

1分鐘按摩點點穴

　　併攏右手食、中、無名三指，向外順時針揉按左胸中府穴，再用左手以同樣方式，逆時針揉按右胸中府穴。此穴主治「少氣不得臥」；依據中醫病理，「少氣」即氣不足；「不得臥」是因氣堵塞在上半身，而按摩本穴可疏通淤積之氣、解鬱卒。

對症配穴

★ 咳嗽不止，尤其是胸悶有雜聲，並常於夜晚睡眠時，感覺胸部被壓著而喘不過氣，請常按▶中府+尺澤。

★ 肩膀酸痛、容易緊張、鬱鬱寡歡，情緒常處於緊繃狀態，多按▶中府+肩髃。

按摩Check表

按摩時機	按壓力道	三指壓法	按摩功效
就寢前	中		降肺氣、清胃火。

穴道自癒力

1 中府穴在針灸經絡上是肺與脾臟經絡交會的穴道，能一洩胸中及體內的煩熱。

2 對於扁桃腺炎、心臟病、胸肌疼痛、頭部、面部及四肢浮腫等症也有舒緩之效。

3 長期按壓此穴，能調理支氣管炎、肺炎、咳嗽、氣喘、胸肺脹滿、胸痛、肩背痛等病症。

降肺氣減緩氣喘
尺澤穴

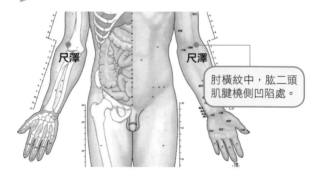

對症主治
咳嗽、氣喘、補腎、過敏、肝火旺

1秒3D透析穴道

尺澤

尺澤

肘橫紋中,肱二頭肌腱橈側凹陷處。

1分鐘按摩點點穴

伸直左臂,掌心朝上,微微向右傾,以另一隻手掌由下而上輕托肘部,彎曲大拇指,其指腹所在肘窩中的一凹陷處即是尺澤穴;彎曲大拇指,以指腹按壓尺澤穴1分鐘。尺澤位於手太陰肺經經穴,中醫常採用內關、尺澤等陰經穴治療中風。

對症配穴

★ 急咳、氣喘，多按▶**尺澤+列缺、中府**。

★ 急性猛烈的上吐下瀉，可按▶**尺澤+委中**。

 按摩Check表

按摩時機	按壓力道	拇指壓法	按摩功效
喘咳時	中		肅降肺氣、清肺瀉熱。

穴道自癒力

1 按摩此穴，對突如其來的無名腹痛有療效。

2 能舒緩急促的咳嗽、氣喘、肺炎、支氣管炎、咽喉腫痛等肺氣不暢的症狀。

3 尺澤穴是良好的補腎穴，透過降肺氣來補腎，最適合上實下虛（即中氣不足、脾胃虛弱）的人，高血壓患者多為此種體質。此外，肝火旺，肺亦不虛，故常強制自己隱忍情緒的人會感到胸中堵悶、喘不過氣。此時點揉肺經的尺澤穴，將能消除心中煩悶，達到舒緩之效。

寬胸利氣呼吸通

經渠穴

1秒3D透析穴道

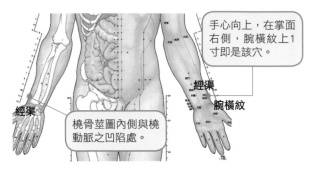

手心向上,在掌面右側,腕橫紋上1寸即是該穴。

經渠

腕橫紋

經渠

橈骨莖圖內側與橈動脈之凹陷處。

1分鐘按摩點點穴

伸出左手,掌心向上,以右手幫左手把脈,中指感覺脈搏跳動處即是經渠穴,用中指指腹揉按該穴約1分鐘。「經渠」顧名思義就是肺經的管道;據《針灸甲乙經》記載:「此穴位不可灸,灸即傷人神明。」意即針灸此穴將會損傷精神。

對症配穴

★ 因咳嗽而引發的氣管炎症，欲舒緩可多按▶
經渠+肺俞、尺澤。

 按摩Check表

按摩時機	按壓力道	中指壓法	按摩功效
氣管不適	中		宣肺利咽，降逆平喘。

穴道自癒力

1 按摩此穴，對咳嗽、喉痺、咽喉腫痛、胸痛、手腕痛，具有良好的治療效果。

2 長期按摩，對中樞神經系統疾病有療效，如膈肌痙攣、食道痙攣、橈神經痛或麻痺等。

3 中醫常用經渠穴治療呼吸系統疾病，如氣管炎、支氣管炎、哮喘、肺炎、扁桃腺炎等。

4 經渠配丘墟，有寬胸利氣的作用，能治療咳嗽胸滿、胸背疼痛；配丘墟、魚際、崑崙、京骨，有通經活絡、止痛的作用，可治療背痛。

有氣無力脈搏弱
太淵穴

對症主治

流行性感冒、支氣管炎、肋間神經痛

1秒3D透析穴道

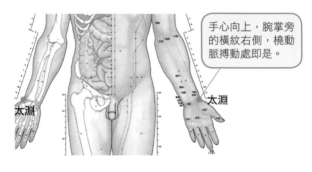

> 手心向上，腕掌旁的橫紋右側，橈動脈搏動處即是。

太淵

太淵

1分鐘按摩點點穴

　　一手手掌攤開向上，另一隻手握住其手腕，大拇指在上，其他四指在下，大拇指指腹及指甲尖垂直按下處即是太淵穴。太淵位於肺經，主氣，穴位形態有如山澗深淵，意指此處之氣血的寒熱溫涼及其多寡，直接影響並主導身體的健康狀態。

對症配穴

★ 咳嗽而痰中帶血、胸痛、氣管發炎，多按▶
　　太淵+尺澤、魚際、肺俞。

★ 無脈症（脈搏明顯減弱，血壓明顯降低或
　　無法測量脈搏），可按▶**太淵+人迎**。

 ### 按摩Check表

按摩時機	按壓力道	拇指壓法	按摩功效
氣血不足	中		止咳化痰、通調血脈。

穴道自癒力

1. 針對中氣不足、流行性感冒、咳嗽、支氣管炎、氣喘、胸痛、咽喉腫痛等病症具有療效。

2. 長期按壓，對失眠、腕關節及周圍軟組織疾病、肋間神經痛等病症有良好的調治效果。

3. 太淵配中渚，可治因講話過多而導致的失聲。

4. 本穴可調養身體虛弱、氣不足、講話有氣無力、面色蒼白、脈搏微弱（如無脈症）等症狀。

吞嚥腫痛聲嘶啞
扶突穴

1秒3D透析穴道

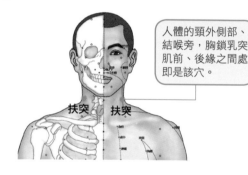

人體的頸外側部、結喉旁，胸鎖乳突肌前、後緣之間處即是該穴。

扶突　　扶突

1分鐘按摩點點穴

　　一手拇指彎曲，其餘四指併攏，掌心向頸部，小指位於喉結旁，則食指所在位置即是扶突穴。將食指和中指併攏，以指腹按壓穴位約1分鐘。此穴位於大腸經，古籍記載扶突穴能治療：「咳逆上氣、咽喉鳴、喝喘息、暴喑、氣哽。」

對症配穴

★ 因感染風寒，內傷臟腑，生痰致淤，結聚
頸前，而成瘦氣，多按▶ **扶突+合谷**。

按摩Check表

按摩時機	按壓力道	二指壓法	按摩功效
喉嚨痛	中		理氣潤肺、清熱袪火。

穴道自癒力

1. 此穴能夠清潤肺氣、平喘寧嗽、理氣化痰；其治
療原理為寒則補之，濕熱則瀉之。

2. 經常按摩此穴，能夠治療咳嗽、氣喘、咽喉腫
痛、吞嚥困難、暴暗、瘦氣（氣滯痰凝）、瘰
癧（頸項間的淋巴結核症）等。

3. 長期按壓扶突穴，對甲狀腺腫大具有輔助治
療、調理的作用。如有甲狀腺結節者，建議避
免攝取高碘食物，例如海產類食物昆布、海
藻、紫菜、蛤、蚌、蝦等。

胸痛痰多頭暈眩

豐隆穴

1秒3D透析穴道

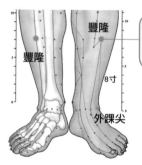

豐隆

豐隆

8寸

外踝尖

外踝尖上8寸，條
口穴外1寸，脛骨
前脊外二橫指處。

1分鐘按摩點點穴

　　用食指、中指、無名指三指指腹按壓約1分
鐘。《針灸甲乙經》曰此穴可治：「厥頭痛，面浮
腫，煩心，狂見鬼，嘻笑不休。」《備急千金要
方》曰：「主胸痛如刺，腹若刀切痛。」以上的古
籍醫書皆說明豐隆穴對頭痛、腹痛有療效。

對症配穴

★ 眩暈、煩心，可按▶**豐隆＋風池**。

★ 咳嗽多痰，多按▶**豐隆＋肺俞、膻中**。

按摩時機	按壓力道	三指壓法	按摩功效
痰多	中		化痰、通絡、活血。

穴道自癒力

1 豐隆穴是中醫針灸裡最好的化痰穴，長期按壓能化痰濕、寧神志，主治痰多、咳嗽等疾患。

2 可治療頭痛、眩暈、下肢神經痙攣、麻痹，以及便祕、尿閉（排尿困難，嚴重甚至無法排尿的疾病）等病症，具有調理保健功能。

3 胸悶多痰、整天咳嗽，而且常感到喉嚨有異物者，多為痰濕體質；若過量飲酒、愛喝冰飲、喜食肥膩且居住環境潮溼等，易有痰濕體質，除注意飲食外，多按豐隆穴，可調理養護。

止咳平喘胸脅滿
周榮穴

1秒3D透析穴道

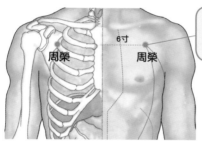

6寸

周榮

周榮

胸外側部，於第二
肋間隙，距前正中
線6寸處。

1分鐘按摩點點穴

　　仰臥或正坐，將右手食、中、無名三指伸直併
攏，指尖朝左，將食指放在左胸窩上、鎖骨外端
下，則無名指所在處即是周榮穴。三指併攏，以指
腹畫圈揉按穴位。在《針灸甲乙經》裡，原名「周
營」；《備急千金要方》則名為「周榮」。

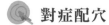 **對症配穴**

★ 肝脾不調者，可按▶周榮+膻中。

穴道自癒力

1. 具有止咳平喘、生發脾氣、養護脾胃的作用。

2. 按揉此穴，對咳嗽、氣逆（痰壅、食積、體質寒冷、上實下虛等原因所致，臨床以肺氣上逆、胃氣上逆為多見）、胸脅脹滿具有明顯療效。

3. 每當季節交替之際，常會有人因嗓子乾啞、喉嚨癢而出現季節性咳嗽，尤其秋天更是此症的好發時節。雖然咳嗽看似一般小病，若稍不注意將會對呼吸系統造成傷害，甚至引發肺部疾患。

4. 肝膽疾病的患者，有時會感覺胸脅脹滿，只要經常按摩周榮穴，將能有效舒緩脹痛感。

咳嗽氣喘欲嘔吐
神封穴

1秒3D透析穴道

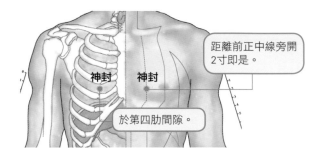

距離前正中線旁開2寸即是。

神封　　神封

於第四肋間隙。

1分鐘按摩點點穴

　　將四指併攏，掌心朝內，放在胸部邊緣位置的神封穴按揉，一按一放揉壓1分鐘。本穴名稱出自《針灸甲乙經》，可緩解咳嗽、氣喘等症狀。咳嗽雖為小疾卻不能輕忽，因咳嗽易誘發隱藏在人體中的疾患，如氣喘、肺炎等。

對症配穴

★ 胸脅脹痛，可按▶**神封+陽陵泉、支溝**。

按摩Check表

按摩時機	按壓力道	四指壓法	按摩功效
氣喘時	輕		降濁升清。

穴道自癒力

1. 長期按摩，對咳嗽、氣喘、胸脅支滿（肺之積氣，在於右脅；肝之積氣，在於左脅；二臟虛實不和，氣蓄於內，故稱胸脅支滿。）、嘔吐、不嗜飲食、乳癰等疾患，具有療效。

2. 神封配肺俞穴、太淵穴，有宣肺理氣、止咳平喘的作用；配肝俞穴、陽陵泉穴，有疏肝利膽、鎮靜止痛的功效，能治療胸脅疼痛。

3. 咳嗽時，會將空氣中的塵埃、細菌與病毒吸入肺部，進而引發肺部炎症；此時按壓神封穴除了有止咳效果外，還能緩解氣喘。

喘咳不止難下嚥

俞府穴

1秒3D透析穴道

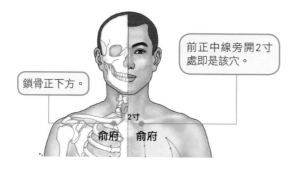

前正中線旁開2寸
處即是該穴。

鎖骨正下方。

2寸

俞府　俞府

1分鐘按摩點點穴

正坐或仰臥，用雙手大拇指指尖垂直揉按胸前兩側之鎖骨下的俞府穴。俞府穴是人體足腎經和手心包經交會的地方，也是腎氣傳輸聚合之處。據中國古代醫書《針灸銅人》記載，此穴主治咳逆上喘、嘔吐、胸滿不得飲食等症。

對症配穴

★ 咳嗽、咽喉腫痛以致飲食難下嚥,可按▶**俞府+天突、肺俞、魚際**。

★ 胃氣上逆,請按▶**俞府+足三里、合谷**。

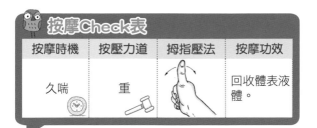

按摩時機	按壓力道	拇指壓法	按摩功效
久喘	重		回收體表液體。

穴道自癒力

1. 長期按壓對於肺充血、支氣管炎、肋間神經痛、胸膜炎(又稱「肋膜炎」,是胸膜的炎症;通常為病毒或細菌感染,刺激胸膜所致)、咳嗽具有調理和保健作用。

2. 可輔助治療胸中疼痛、久喘不止、胃酸逆流而嘔吐、不嗜食、呼吸困難等病症。

3. 中醫多以俞府穴治療久咳不止、飲食無法正常下嚥,甚至吃了就反胃噁心想吐的患者。

定咳順氣解心煩

足竅陰穴

頭痛、心煩、咳逆不得停息、目赤腫痛

1秒3D透析穴道

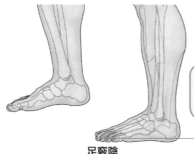

位於腳背的第四趾末節外側，距趾甲角0.1寸即是。

足竅陰

1分鐘按摩點點穴

　　正坐屈膝，抬左腳置於座椅上，伸左手輕握左腳趾，四指在下，彎曲大拇指，用指甲垂直施力掐按足竅陰穴，有酸、脹、痛的感覺。若胸下肋部位疼痛，且不斷咳嗽，甚至有上氣不接下氣的感覺時，按摩足竅陰穴能舒緩痛楚、定咳順氣。

對症配穴

★ 神經性頭痛，可按▶足竅陰+太衝、太谿、內關、太陽、風池、百會。

★ 若有膽道疾患如膽囊炎、膽結石，請按▶足竅陰+陽陵泉、期門、支溝、太衝。

按摩Check表

按摩時機	按壓力道	拇指壓法	按摩功效
咳逆不停	重		溝通內外經脈氣血。

穴道自癒力

1 按摩該穴具有瀉熱、利脅、通竅的作用。

2 可治偏頭痛、目眩、目赤腫痛、耳聾、耳鳴、喉痹、胸脅痛、足跗腫痛、多夢、熱病等。

3 按摩此穴，能輔助治療腦貧血、膽道蛔蟲症。

4 足竅陰配太衝、太谿、內關、太陽、風池、百會，可治療神經性頭痛、高血壓、肋間神經痛、胸膜炎、結膜炎、神經性耳聾等。

清熱除燥通經絡
大杼穴

1秒3D透析穴道

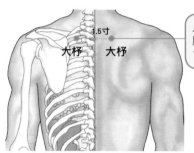

1.5寸

大杼　　大杼

人體背部，於第一
胸椎棘突下，旁開
1.5寸處即是。

1分鐘按摩點點穴

　　正坐，頭微向前俯，雙手舉起，掌心向後，併
攏食、中兩指，其他手指彎曲，越肩伸向背部；將
中指指腹置於大杼穴，每次左右（或雙側同時）各
揉按約1分鐘。多加按壓可保持肩頸部經脈氣血的
流通，並且改善各種頸椎疾病。

對症配穴

★ 肩背酸痛，可按▶**大杼+肩中俞、肩外俞**。

 按摩Check表

按摩時機	按壓力道	中指壓法	按摩功效
咳嗽	中		清熱除燥、止咳通絡。

穴道自癒力

1️⃣ 按摩此穴，具有清熱除燥、止咳通絡的作用。

2️⃣ 能有效治療咳嗽、發熱、肩背痛等疾病。

3️⃣ 長時間久坐不動，肩頸部位會感覺疲勞，若放任不理，頸肩部位的督脈和足太陽膀胱經的脈氣便日漸受阻，使患部疼痛僵硬，並衍生為肩周關節炎；建議可於日常多按大杼穴預防之。

4️⃣ 不正確的姿勢會對脊柱骨質產生壓力，時間一久，將會產生骨質增生，即「長骨刺」，並使得大杼穴氣血淤阻加劇。故應經常按壓大杼穴，使其氣血保持暢通。

治療哮喘肺結核
身柱穴

對症主治

咳嗽、氣喘、感冒、
肺結核、肺炎

1秒3D透析穴道

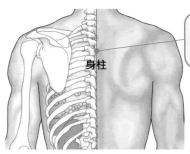

身柱

> 位於背部,在後正中線上,第三胸椎棘突下凹陷中。

1分鐘按摩點點穴

　　正坐或俯臥,伸左手,肩膀盡量向後,使中指指尖置於穴位。用中指指腹用力揉按身柱穴,有刺痛感;「身柱」就是指身體的支柱,當遇到因腦力不足而眩暈、中氣不足而喘息,或者腰背疼痛時,按壓身柱穴能穩定並緩和症狀。

對症配穴

★ 癲狂癇、小兒抽搐、驚風，可按▶**身柱+水溝、內關、豐隆、心俞**。

★ 肺熱、咳嗽，請按▶**身柱+風池、大椎**。

★ 疔瘡毒，可按▶**身柱+靈台、合谷、委中**。

按摩時機	按壓力道	中指壓法	按摩功效
肺結核	重		補氣壯陽。

按摩Check表

 穴道自癒力

1 經常按摩對氣喘、感冒、咳嗽、肺結核，以及因咳嗽導致的肩背疼痛等疾患，具有療效。

2 能有效治療虛勞喘咳、支氣管炎、肺炎、百日咳，並且對療瘡腫毒有特效。

3 身柱穴能通治小兒疾病，如腹瀉、發燒，多按壓能養肺健脾、提高免疫力，對學齡兒童有益智健腦之功效。

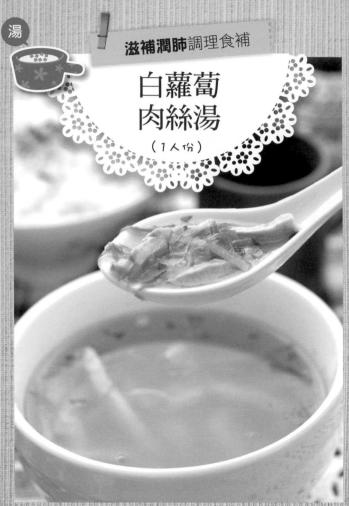

湯

滋補潤肺調理食補

白蘿蔔
肉絲湯

（1人份）

中醫師認為多吃白色食物可以潤肺生津，白蘿蔔味甘、辛、性涼，入肺、胃、肺、大腸經；具有清熱生津、涼血止血、下氣寬中、消食化滯、開胃健脾和順氣化痰的功效，主要用於咳嗽、痰多等症。

🧺 食材 *Shopping*

白蘿蔔	1/4條	香菜	適量
紅蘿蔔	1/3條	薑	適量
豬肉	50克	白胡椒	適量

🍶 作法 *Note*

1 白蘿蔔、紅蘿蔔、薑和豬肉切絲；香菜切末。

2 煮一鍋滾水，氽燙肉絲；再另煮一鍋滾水，依序放入薑絲、白蘿蔔、紅蘿蔔和豬肉絲。

3 食材放入鍋中煮至蘿蔔絲變軟、色澤透明就表示煮熟了，火熄掉後，撒上白胡椒，放入適量的鹽巴和香菜末調味即完成。

Chapter
8

對病症點好穴！
**和緩病痛的
療癒穴道**

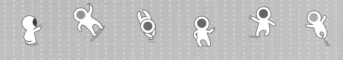

　　無論是誰，都很難逃過病痛的折磨，但重視養生能盡量避免疾病找上門，或是緩解患病的痛楚，本章針對多數人都有的病痛困擾，包括操勞、感冒發燒、落枕、手腳冰冷、高血壓和頭痛暈眩等，只要一指按穴道，就能解除身體諸多不適，提高抵抗力，避免症狀一再*repeat*！

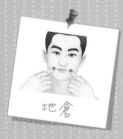

地倉

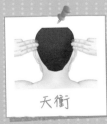

天衝

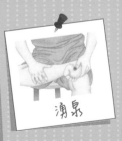

湧泉

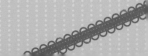

皮膚搔癢清熱毒
曲池穴

1秒3D透析穴道

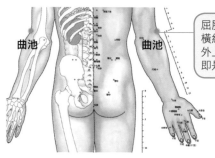

曲池　　　　　　　　曲池

屈肘成直角，在肘
橫紋外側端與肱骨
外上髁連線中點處
即是該穴。

1分鐘按摩點點穴

　　正坐，輕抬兩臂，兩臂屈肘，手肘內彎後，一手輕握另一手肘，並彎曲大拇指以指腹垂直掐按穴位1分鐘。現代中醫常以曲池穴治療肩肘關節疼痛、上肢癱瘓、流行性感冒、扁桃腺炎、急性胃腸炎、中風、受寒、身熱等症狀。

206

對症配穴

★ 發燒多因身體某部位發炎或遭受感染時，身體的抵禦機制，故咽喉發炎或扁桃腺炎可多按▶**曲池+合谷、外關**。

★ 平時喜歡枕臂睡的人，容易上肢麻痺不適，可多按▶**曲池+肩髃、外關**。

★ 對海鮮易過敏、有蕁麻疹病史、皮膚癢痛等症，請按▶**曲池+合谷、血海**。

按摩時機	按壓力道	拇指壓法	按摩功效
過敏時	中		清熱解毒、降逆活絡。

按摩Check表

 穴道自癒力

1 因皮膚過敏而奇癢難忍，或被蚊蟲叮咬而紅腫時，需要清熱解毒、涼血潤燥的調理功效，曲池穴即為最好的解癢特效穴。

2 對濕疹、齒槽出血、甲狀腺腫等具調養功效。

207

奇癢難忍富貴手
勞宮穴

1秒3D透析穴道

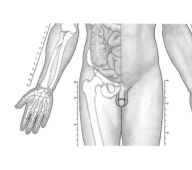

位於人體手掌心，
於第二、三掌骨之
間偏於第三掌骨，
中指所對應之掌心
位置即是。

勞宮

1分鐘按摩點點穴

　　手平伸，掌心向上，以另一手輕握，四指置於
手背，用大拇指指尖掐按之。《針灸甲乙經》記
載：「衄（流鼻血）不止，嘔吐血，氣逆（反
胃），噦（打嗝）不止，嗌中（喉嚨）痛，食不
下，善渴，舌中爛，掌中熱，欲嘔，勞宮主之。」

對症配穴

★ 因中暑或中風而陷入昏迷，可按▶**勞宮+水溝、十宣、曲澤、委中**。

★ 經常感覺口渴，有嘴破、口瘡和口臭的人，請按▶**勞宮+金津、玉液、內庭**。

按摩Check表

按摩時機	按壓力道	拇指壓法	按摩功效
手癢時	重		清熱解毒、鎮靜安神。

穴道自癒力

1 《醫宗金鑒》云：「主治痰火（肺熱積痰）胸痛，小兒瘡及鵝掌風（富貴手）等症。」

2 上述提及的「鵝掌風」，意指染上此疾患之人，手掌和手背將奇癢無比，使人難以忍受。

3 長期按壓對於中風昏迷、中暑、心絞痛、嘔吐、口瘡、口臭、歇斯底里、精神病、手掌多汗症、手指麻木等，具有調理和保健效果。

五官疾病得緩解

三間穴

1秒3D透析穴道

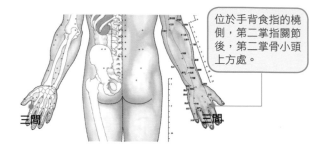

位於手背食指的橈側，第二掌指關節後，第二掌骨小頭上方處。

三間　　三間

1分鐘按摩點點穴

用右手輕握左手並彎曲大拇指，以指甲垂直掐按左手食指指節後邊緣凹陷處，掐按約1分鐘，再換手按壓。可治療五官科疾病，如急性結膜炎、青光眼等症；對於三叉神經痛、扁桃腺炎、手指腫痛、肩關節周圍發炎等也有療效。

對症配穴

★ 眼科諸疾（如眼瞼紅癢、急性結膜炎）、目視不清者，可多按▶**三間+攢竹**。

按摩Check表

按摩時機	按壓力道	拇指壓法	按摩功效
隨時	輕		洩熱止痛、利咽。

穴道自癒力

1 針對風火牙痛、眼瞼癢痛、嗜臥（嗜睡眠，而常臥於床）、咽喉腫痛，扁桃腺炎、腸鳴下痢、手指及手背紅腫等症，皆可發揮療效。

2 又因肺與大腸互為表裡，如果肺氣不暢、津液不能下達，將導致大便閉結（便祕）；若大腸實熱、腑氣不通，亦可能引發呼吸困難，上述症狀均可按摩三間穴來獲得改善。

3 長期按壓此穴，對於肩背神經痛、肱神經痛、口乾氣喘、熱病等皆有良好的調治效果。

顏面麻痺嘴不歪
地倉穴

1秒3D透析穴道

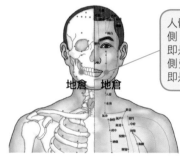

人體面部，口角外側，上直對瞳孔處即是，意即口角外側旁開約0.4寸處即是該穴。

地倉　地倉

1分鐘按摩點點穴

　　正坐或仰臥，嘴唇放鬆，雙手的食指指甲垂直下壓唇角外側兩旁地倉穴。可治風寒、感冒，或是中風後出現眼睛、眼皮、臉頰抽動不止的症狀，甚至出現口歪眼斜、不能遠視、不能閉眼、口齒不清、流口水，吃東西無法咀嚼，眼肌痙攣等症。

對症配穴

★ 口歪、口吃、吃東西難咀嚼或是會不自覺
流口水的人，可多按▶**地倉+頰車、合谷**。

按摩Check表

按摩時機	按壓力道	食指壓法	按摩功效
隨時	重		祛風活血。

穴道自癒力

1. 此穴對顏面神經麻痺、顏面神經痙攣、疼痛等面部疾病有一定的輔助療效。

2. 古籍記載，對口渴、失音、目昏和下牙床疼痛等病症具有良好的調理保健功效。

3. 地倉配頰車、合谷，有祛風、通絡活血的作用，可治療口歪、流涎、齒痛、唇緩不收等症狀；配頰車、承漿、合谷，有通氣滯、利機關的作用，能治療口噤不開。

減緩面痛又美容
顴髎穴

1秒3D透析穴道

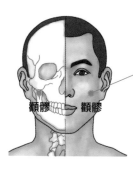

位於人體面部，顴
骨尖處的下緣凹
處，大約與鼻翼下
緣齊平，即於目眥
直下，顴骨下緣凹
陷處即是。

顴髎　　顴髎

1分鐘按摩點點穴

　　正坐，目視前方，口唇稍微張開，指尖朝上，
掌心朝向面頰，大拇指指腹放在臉頰兩側，由下向
上推壓揉按顴骨尖處下緣凹陷的穴位。此穴能治療
上頜牙痛、三叉神經痛、顏面神經麻痺，以及痙攣
（口眼歪斜），眼瞼跳動等疾病。

對症配穴

★ 當眼皮和下眼袋不由自主的跳動或抽動，或者受寒而引起面部麻痺和口歪眼斜時，可多按▶**顴髎+地倉、頰車**。

★ 此穴的氣血性涼，如因天氣冷而導致牙關打顫或上排牙齒疼痛，可按▶**顴髎+合谷**。

按摩時機	按壓力道	拇指壓法	按摩功效
隨時	中		活血止痛、通絡明目。

穴道自癒力

1 在中醫臨床醫學及針灸中，此穴用以治療各種眼睛疾病，也是用來進行面部美容的特效穴。

2 長期按壓，能有效緩解魚尾紋及臉部皺紋的產生，達到肌膚緊緻之效。

3 對於眼部美容，如黑眼圈、眼睛酸痛疲勞，甚至臉部浮腫皆能透過按壓此穴改善。

齒頰耳痛一穴除

下關穴

對症主治

耳聾、耳鳴、瞶耳、
牙痛、口眼歪斜

1秒3D透析穴道

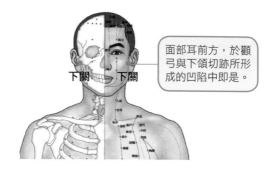

下關　　下關

面部耳前方，於顴弓與下頜切跡所形成的凹陷中即是。

1分鐘按摩點點穴

　　正坐或仰臥、仰靠，閉口，手掌輕握拳，食指和中指併攏，食指貼於耳垂旁，使用中指指腹按壓下關穴。按壓下關穴可治口耳疾病，如耳鳴、牙痛、三叉神經痛等症。根據史料記載，《銅人》云：「下關穴主治偏風，口目歪，牙車脫臼。」

對症配穴

★ 如有耳聾、耳鳴、聽力受損等耳部疾病，
可多按▶**下關+翳風**。

★ 工作壓力大、情緒不穩的人，肝膽火較
旺，其表現病徵為口乾口苦、目色黃濁，
可多按▶**下關+聽宮、太衝、中渚**。

按摩Check表

按摩時機	按壓力道	中指壓法	按摩功效
隨時	中		通耳竅、止痛。

穴道自癒力

1. 此穴具有消腫止痛、聰耳通絡、疏風清熱、通關
利竅的作用，可緩解眩暈和頸腫症狀。

2. 長期按壓，對於齒痛、口歪、面痛、牙關緊
閉、面神經麻痺都有良好療效。

3. 下頜脫臼、顳下頜關節炎、顳下頜關節功能紊亂
綜合症等，也可利用下關穴輔助治療。

清熱涼血消針眼

天井穴

對症主治
針眼、偏頭痛、扁桃
腺炎、蕁麻疹

1秒3D透析穴道

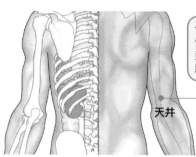

位於人體的臂外側，屈肘時，為肘尖直上1寸凹陷處即是該穴。

天井

1分鐘按摩點點穴

　　用一手輕握另一手肘下，彎曲中指或食指，以指尖垂直向上按摩肘尖下的天井穴，有酸、脹、麻的感覺。此穴位名出自《靈樞・本輸》，屬手少陽三焦經。中醫會用此穴治療針眼，「針眼」又稱為「麥粒腫」，由葡萄球菌侵入眼瞼皮脂腺所引起。

對症配穴

★ 有慣性偏頭痛者，可按▶**天井+率谷**。

★ 因睡眠不足而精神恍惚、精神不濟的人，可按▶**天井+巨闕、心俞**。

★ 抑鬱、緊張，或突遭劇烈的精神創傷，致肝氣鬱結，失於疏泄，隨肝氣上逆到頸部喉結而成癭氣；西醫稱之為甲狀腺機能亢進症，可按▶**天井+天突**。

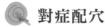

按摩Check表

按摩時機	按壓力道	中指壓法	按摩功效
長針眼	重		行氣散結、清熱涼血。

穴道自癒力

1 此穴具有清熱涼血的作用，對治療針眼（又稱麥粒腫）、淋巴結核有特效。

2 長期按摩對肘關節及周圍軟組織疾患，頸肩背疼痛、扁桃腺炎、蕁麻疹等，具調理作用。

解除落枕頸項痛
懸厘穴

1秒3D透析穴道

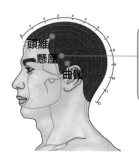

頭維
懸厘
曲鬢

位於人體的頭部鬢髮上,當頭維與曲鬢弧形連線的上3/4與下1/4交點處即是該穴。

1分鐘按摩點點穴

　　正坐,將食指、中指和無名指併攏, 掌心向內,食指尖置於額角髮際,無名指所在處即是該穴。將雙手的食指和中指置於此穴輕輕揉按1分鐘。《銅人》云:「針三分,灸三壯。」主治面皮赤腫,煩心食不下嚥,偏頭痛,熱病汗不出等症。

對症配穴

★ 中暑引起的頭痛、發熱無汗，欲緩解痛
楚，可按▶懸厘+鳩尾。

 按摩Check表

按摩時機	按壓力道	二指壓法	按摩功效
落枕	輕		降濁除濕。

穴道自癒力

1 懸厘穴具有清熱解表、消腫止痛的療癒功效。

2 每天持續按摩能有效治療偏頭痛、面腫、目外眥
痛、耳鳴、上齒疼痛等五官疾患。

3 懸厘配束骨穴能鎮定精神，治療癲癇。

4 「落枕」是指人在睡覺時，頭部位置不當，或者
枕頭過高，或者肩部受風，以至於脖子疼痛、
難以轉動。欲緩解落枕所帶來的不適，只要按
壓懸厘穴，就能迅速緩解症狀。此外，懸厘穴
還能舒緩頭痛，以提高工作與學習的效率。

牙齦腫痛速速消

天衝穴

1秒3D透析穴道

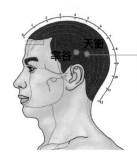

率谷　天衝

位於人體頭部，於耳根後緣直上入髮際2寸，率谷穴後之0.5寸即是。

1分鐘按摩點點穴

　　正立，雙手抬起，掌心朝外，食指、中指和無名指併攏平貼於耳尖後，食指位於耳尖後髮際，其無名指所在處即是該穴。將四指併攏輕按天衝穴1分鐘。天衝穴是足少陽膽經上的重要穴位，針對頭痛或者牙齦腫痛有止痛作用。

對症配穴

★ 頭部抽痛、抽筋，欲緩和不適，可多按▶**天衝+目窗、風池**。

按摩Check表

按摩時機	按壓力道	四指壓法	按摩功效
牙齦痛	輕		益氣補陽。

穴道自癒力

1 天衝是一個交會於足太陽、少陽膽經的穴位，氣血由此穴向外輸出，故多加按摩具有益氣補陽的保健作用。

2 天衝是止痛穴位，能有效減緩頭痛、齒齦腫痛、癲癇、驚恐、癭氣等疾患。

3 此穴位名稱出自《針灸甲乙經》，在《備急千金要方》作「天衢」，屬足少陽膽經。關於本穴的具體位置，在中國古代醫書中有多種說法，大抵都是在耳上附近。

消除口臭降心火

大陵穴

1秒3D透析穴道

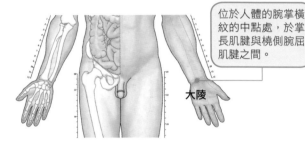

位於人體的腕掌橫紋的中點處，於掌長肌腱與橈側腕屈肌腱之間。

大陵

1分鐘按摩點點穴

　　正坐、手平伸、掌心向上，輕握拳，用另一手握其握拳的手腕處。四指在外，彎曲大拇指，以指尖（或指甲尖）垂直掐按穴位，略有刺痛感。古代醫書中，有「心胸之病大陵瀉，氣攻胸腹一般針」的句子，可知其穴可治熱病、精神病。

對症配穴

★ 連接心臟的動脈硬化而引起的心絞痛，或因事煩心而失眠等，可多按▶**大陵+勞宮**。

★ 時常感覺腹痛，有便祕現象的人，可多按▶**大陵+外關、支溝**。

按摩時機	按壓力道	拇指壓法	按摩功效
口臭	重		燥濕生氣、降火。

穴道自癒力

1. 本穴具有清心降火、消除口臭的特效。

2. 《針灸甲乙經》記載：「熱病煩心而汗不止，肘攣腋腫，善笑不休，心中痛……大陵主之。」意指大陵能治療心胸痛、心悸、精神病等症。

3. 長期按壓對嘔吐、胃痛、胃炎、扁桃腺炎、頭痛、肋間神經痛、腕關節及周圍軟組織疾患等，具有良好的調理和保健作用。

暈車暈船頻作嘔

神庭穴

1秒3D透析穴道

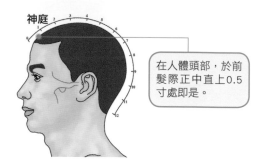

神庭

在人體頭部，於前髮際正中直上0.5寸處即是。

1分鐘按摩點點穴

　　左右手中指指尖同時交疊置於頭頂的穴位上，並用雙手中指指腹揉按（或以指甲尖掐按）。須注意此穴不可針灸，古籍記載此穴「禁針，針即發狂」，針灸神庭除了癲狂之症，還會有面腫、暈吐，甚至失明的風險。

對症配穴

★ 失控地淚流不止，可多按▶**神庭+行間**。

★ 中風不語，欲調理可按▶**神庭+顖會**。

按摩Check表

按摩時機	按壓力道	中指壓法	按摩功效
暈車時	重		寧神醒腦。

穴道自癒力

1 按摩此穴，能治療頭暈、嘔吐、眼昏花等症狀。適合於暈車、暈船或暈機時按壓。

2 能治療鼻流清涕、急性鼻炎、淚腺炎、驚悸不得安寐等惱人疾患。

3 長期按摩對前額的神經痛、失眠、癲癇等病症，也具有良好的調節改善作用。

4 據《針灸甲乙經》記載，此穴位為「督脈、足太陽、陽明之會」；「神庭」意指督脈的上行之氣血在此穴聚集。

手腳冰冷缺氣血
內庭穴

1秒3D透析穴道

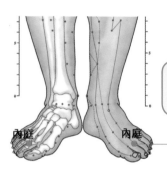

位在足的次趾與中趾之間，腳趾縫盡處的凹陷中。

內庭　　內庭

1分鐘按摩點點穴

　　正坐屈膝，抬腳置另一腿上，把另一手之四指置於腳底托著，將其大拇指放在腳背，並移動到次趾與中趾之間，腳趾縫盡處的凹陷中，用指尖下壓揉按穴位。當感到四肢冰冷、渾身氣血不暢、容易心煩意亂時，可按摩內庭穴達到緩解效果。

對症配穴

★ 牙齦腫痛，可多按▶**內庭+合谷**。

★ 中暑可按▶**內庭+太衝、曲池、大椎**。

按摩時機	按壓力道	拇指壓法	按摩功效
手腳冰冷	中		通絡活血、消食導滯。

穴道自癒力

1️⃣ 若經常四肢冰冷，代表氣血不通，按摩此穴位具有改善療效。

2️⃣ 對牙齒痛、風疹塊、急性腸胃炎，以及各種急慢性胃炎，具有特殊的輔助療效。

3️⃣ 長期按壓，對流鼻血、口歪、咽喉腫痛、胃痛吐酸、腹脹、泄瀉、痢疾、便祕、足背腫痛、蹠趾關節痛等病症，具有良好的保健調理功效。

4️⃣ 在現代中醫臨床裡，常利用此穴治療急慢性胃炎、急慢性腸炎、齒齦炎、扁桃腺炎等症。

言語不清舌下腫
廉泉穴

1秒3D透析穴道

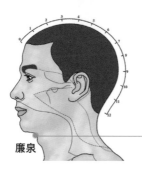

位於人體頸部，於
前正中線上，結喉
上方，舌骨上緣凹
陷處即是。

廉泉

1分鐘按摩點點穴

　　伸右手，掌心向左，指尖向上，側對面部，將
大拇指指尖扣按下巴下方的廉泉穴1分鐘。據《針
灸甲乙經》記載，此穴位為「陰維、任脈之會」；
《類經圖翼》云：「然則廉泉非一穴，當是舌根下
之左右泉脈，而且為足少陰之會也。」

對症配穴

★ 舌強不語、舌下腫痛、舌緩流涎、暴喑，
可多按▶廉泉+金津、玉液、天突和少商。

★ 養陰活絡可常按▶廉泉+然谷。

按摩Check表

按摩時機	按壓力道	拇指壓法	按摩功效
口吃	輕		收引陰液。

穴道自癒力

1 能治療舌下腫痛、舌根急縮、舌縱涎出（指舌根伸於口外而不收，且舌腫脹、口水多）、舌強、中風失語、舌乾口燥、口舌生瘡、暴喑、喉痺、聾啞、消渴、食不下等口舌疾患。

2 長期按摩，對口吃、言語不清、口腔炎等症狀，有良好療效。

3 廉泉配天井、太淵，有疏風解表的作用，能治療感冒、咳嗽、哮喘、喉痺。

舌緩不語人癲狂

啞門穴

1秒3D透析穴道

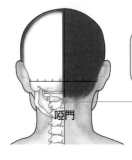

位於項部,於後髮際正中直上0.5寸,第一頸椎下。

啞門

1分鐘按摩點點穴

　　正坐,伸右手過頸,置於後腦處,掌心扶住後腦杓,四指指尖朝向左側,大拇指指腹所在處即是啞門穴。用指腹(或指尖)揉按穴位,有酸痛、脹麻的感覺。據《針灸甲乙經》記載,啞門穴「不可灸,灸之令人喑(音啞)。」

對症配穴

★ 癲狂、癲癇、精神煩躁，可按▶**啞門+百會、人中、豐隆、後溪。**

★ 中風失語、昏沉，按▶**啞門+風池、風府。**

 按摩Check表

按摩時機	按壓力道	拇指壓法	按摩功效
聲沙	輕		益氣補陽。

穴道自癒力

1 按摩該穴能治療舌緩不語、音啞、頭重、頭痛、頸項強急、脊強（脊椎僵硬，不能前俯）、中風屍厥（昏迷不醒）、癲狂、癲癇、歇斯底里、衄血（鼻出血）、重舌、嘔吐等疾患。

2 啞門配關衝，有通陽開竅的作用，能治舌強不語；配風府、合谷，有醒腦開竅的作用，能治暗啞；配通天、跗陽，有散寒去濕的作用，能治療頭重和頭痛。

233

緩解結石和腹痛

大敦穴

1秒3D透析穴道

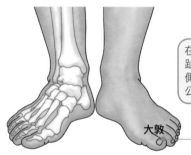

在人體足部，大拇趾（靠第二趾一側）甲根邊緣約2公分處。

大敦

1分鐘按摩點點穴

　　正坐垂足，屈曲左膝，抬左足置於椅上，用左手輕握左腳趾，四指在下，彎曲大拇指，以指甲尖垂直掐按穴位，有酸、脹、痛的感覺。男女因疝氣所引起的陰囊小腹疼痛、陰挺腫痛等，按壓大敦穴能止痛和調理。

對症配穴

★ 癲狂、中風，可按▶**大敦+內關、水溝**。

★ 有一種中醫病名為梅核氣，是因情志不暢，肝氣鬱結，循經上逆，結於咽喉或乘脾犯胃，凝結成痰，痰氣結於咽喉，如梅核塞於咽喉，咳之不出，相當於西醫的咽部神經官能症。輔助治療請按▶**大敦+膻中、天突、間使**。

按摩時機	按壓力道	拇指壓法	按摩功效
臍腹痛	重		聲發風氣。

 穴道自癒力

1️⃣ 此穴具有疏肝治疝氣、理血、清神的作用。

2️⃣ 對疝氣、縮陰（陰囊內縮）、陰中痛、月經不調、血崩、尿血、癃閉（排尿困難）、遺尿、淋病、癲狂、癇症、小腹疼痛等，具有療效。

解小兒高燒不退
大椎穴

1秒3D透析穴道

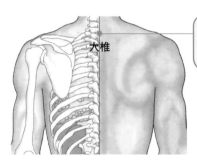

大椎

位於人體的頸部下端，第七頸椎棘突下凹陷處。

1分鐘按摩點點穴

　　正坐或俯臥，伸左手由肩上反握後頸，虎口向下，四指扶右側頸部，指尖向右前，大拇指指腹所在處即是大椎穴，大拇指指尖向下，用指腹（或指尖）揉按穴位，有酸痛、脹麻的感覺。據《針灸甲乙經》記載，此穴是「三陽、督脈之會」。

對症配穴

★ 虛損、盜汗、勞熱，可按▶**大椎+肺俞**。

★ 流行性腦脊髓膜炎是因病菌感染導致腦脊
   髓膜發炎，其致病原凶為腦膜炎雙球菌，
   一般而言，好發年齡主要為五歲以下的嬰
   幼兒，而六至十二個月大的幼兒是此病的
   高危險群。預防請按▶**大椎+曲池**。

按摩Check表

按摩時機	按壓力道	拇指壓法	按摩功效
小兒發燒	輕		快速退燒、清腦寧神。

穴道自癒力

1 此穴能解表通陽、清腦寧神，並快速退燒。

2 可治療感冒、肩背痛、頭痛、咳嗽、氣喘、中
  暑、支氣管炎、濕疹、血液病等疾患。

3 長期按摩和針灸此穴，還能有效治療體內寄生
  蟲、扁桃腺炎、尿毒症（腎功能衰竭）等。

煩悶體熱不出汗
中衝穴

1秒3D透析穴道

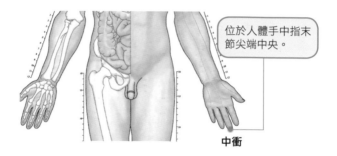

位於人體手中指末節尖端中央。

中衝

1分鐘按摩點點穴

　　手平伸，掌心向上，手掌微屈45度。用另一手輕握，四指輕扶指尖，彎曲大拇指，以指甲尖垂直掐按中指端的正中穴位即是中衝穴，有明顯的刺痛感。「中衝」意指體內心包經的氣血（為高熱之氣）從此穴衝出體表，故得此名。

對症配穴

★ 中風昏迷、舌強不語，可按▶**中衝+水溝、
太衝、勞宮、曲澤**。

★ 小兒驚風、高燒不退，昏睡不醒，請按▶**中
衝+大椎、合谷、外關**。

按摩時機	按壓力道	拇指壓法	按摩功效
體熱	重		蘇厥開竅、清心瀉熱。

穴道自癒力

1 對煩悶、汗不出、掌中熱、身如火痛具有療效。

2 長期按壓能有效治療中風、舌強腫痛等病症，對
身體及肝腎功能具有良好的調理作用。

3 指甲內皮若出現了皺紋，表示肝腎功能開始衰
弱。肝腎具有排泄人體廢物、毒素的功能。經
常按摩中指指甲角左下方的中衝穴，可保健臟
腑，使衰弱的肝腎機能得以回復。

預防流行性感冒
少商穴

1秒3D透析穴道

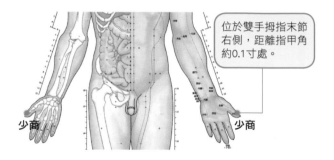

位於雙手拇指末節右側，距離指甲角約0.1寸處。

少商　　　　　　　　　　　　少商

1分鐘按摩點點穴

　　伸出左手大拇指，以右手食指、中指輕托住；並彎曲其大拇指，以指甲尖垂直掐按左手大拇指指甲角邊緣處。少商對感冒常有的症狀，如咽喉腫痛、咳嗽，甚至是如黃疸、食道狹窄等消化系統疾病皆有療效，可預防流行性感冒病毒的侵襲。

對症配穴

★ 咽喉腫痛、扁桃腺炎，可按▶**少商+商陽**。

按摩Check表

按摩時機	按壓力道	拇指壓法	按摩功效
預防感冒	輕		清肺止痛、解表退熱。

穴道自癒力

1. 針對流行性感冒、腮腺炎、扁桃腺炎或是小兒驚風、喉部急性腫脹、呃逆等，都可用少商穴調治。並可開竅通鬱，對治療小兒食滯吐瀉、小兒慢性腸炎、唇乾等，皆有散邪清熱的功效。

2. 當昏厥、癲狂、拇指痙攣時，按壓少商可舒緩症狀，並能收縮腦部血管，活絡氣血淤積。

3. 現今臨床醫學也利用此穴治療部分呼吸系統疾病，如支氣管炎、肺炎、咳血等。對於中樞神經系統疾病，如休克、精神分裂症、歇斯底里、失眠都具有療效。

身體發熱染風寒
風門穴

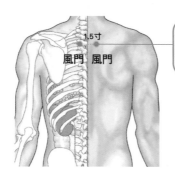

對症主治
風寒感冒發熱、惡寒、咳嗽、支氣管炎

1秒3D透析穴道

1.5寸

風門　風門

背部，於第二胸椎棘突下， 旁開1.5寸處即是。

1分鐘按摩點點穴

　　正坐，頭微向前俯，雙手舉起，掌心向後，併攏食、中兩指，其他手指彎曲；越肩伸向背部，將中指指腹置於大椎下第二個凹處（第二胸椎與第三胸椎間）的中心，則食指指尖所在處即是風門穴，以二指指腹揉按穴位。

對症配穴

★ 咳嗽、氣喘，可按▶**風門+肺俞、大椎**。

★ 傷風惡寒，多按▶**風門+合谷**。

按摩時機	按壓力道	二指壓法	按摩功效
染風寒	中		宣通肺氣、調理氣機。

穴道自癒力

1. 按摩此穴，具有宣通肺氣、調理氣機的作用。

2. 能有效治療各種風寒感冒所引起的發熱、高燒不退、惡寒、咳嗽、支氣管炎等疾病。

3. 對預防感冒、頭頸痛、胸背痛、蕁麻疹、嘔逆上氣等病症，產生保健調理作用。

4. 用吹風機的熱風吹風門穴，可祛除寒氣，對突如其來的劇烈哮喘有緩解作用。

5. 此穴還可輔助治療背部青春痘、癰瘡（細菌引起的皮膚潰瘍）等症。

厭食虛弱五臟病
章門穴

1秒3D透析穴道

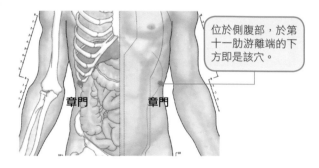

位於側腹部，於第十一肋游離端的下方即是該穴。

章門　　　章門

1分鐘按摩點點穴

正坐或仰臥，雙手掌心向腹部，指尖朝下，放在雙乳下，肋骨上。用大拇指揉按穴道，會有脹痛感。長期按摩對肝氣鬱結、胃痙攣、肝脾腫大、肝炎、腸炎、泄瀉等疾患，具有改善作用。

對症配穴

★ 蕁麻疹，可按▶**章門+足三里**。

★ 肝脾不合之腹脹，多按▶**章門+天樞、脾俞、中脘、足三里**。

 按摩Check表

按摩時機	按壓力道	拇指壓法	按摩功效
胸鬱悶	輕		降濁固土。

穴道自癒力

1. 可治腹痛、腹脹、腸鳴、泄瀉、嘔吐、神疲肢倦、胸脅疼痛、黃疸、痞塊（腹內腫塊）、小兒疳積（營養失衡）、腰脊疼痛等症狀。

2. 章門配天樞、脾俞、中脘、足三里，可治療由肝脾不和所引起的腹脹、痞塊、脅痛、泄瀉、消瘦等症狀；配腎俞、肝俞、水道、京門、陰陵泉、三陰交、陽谷、氣海，可治療肝硬化腹水、腎炎等臟腑疾病。

憂鬱煩躁血壓高

百會穴

1秒3D透析穴道

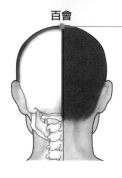

百會

位於人體頭部,於
前髮際正中直上5
寸,或在頭頂正中
線與兩耳尖端連線
的交點處。

1分鐘按摩點點穴

　　雙手抱頭,雙手中指在頭頂正中相碰觸的位置
即是百會穴。先用左手中指按壓在穴位上,右手中
指按在左手中指指甲上,同時向下用力揉按穴位,
有酸脹、刺痛的感覺。穴位出自《針灸甲乙經》,
屬督脈,人體百脈於此處交會而得名。

對症配穴

★ 中風失音不能言語，可按▶**百會+天窗**。

★ 小兒脫肛，多按▶**百會+長強、大腸俞**。

按摩Check表

按摩時機	按壓力道	中指壓法	按摩功效
煩躁時	輕		升陽舉陷、益氣固脫。

穴道自癒力

1. 具有開竅寧神的作用，能治療因憂鬱不安、情緒不佳引起的失眠、神經衰弱。

2. 長期按壓有平肝息風的作用，能治療頭痛、眩暈、休克、高血壓、中風失語、腦貧血、鼻孔閉塞（鼻子不能呼吸，只能用口）等疾患。

3. 長期按壓百會穴有升陽固脫的作用，能治療脫肛、子宮脫垂等病。

4. 《聖濟》云：「凡灸頭頂，不得過七壯，緣頭頂皮薄，灸不宜多。」意即不可過度針灸此穴。

器官退化眼老花
養老穴

對症主治
目視不明、肩、背、肘、臂酸痛

◤ 1秒3D透析穴道

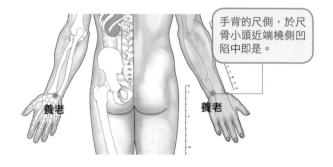

手背的尺側，於尺骨小頭近端橈側凹陷中即是。

養老

養老

◤ 1分鐘按摩點點穴

　　舉臂屈肘，掌心向自己，用另一手食指按在尺骨小頭的最高點上；將掌心轉向胸部，手指滑入的骨縫中即是該穴，以食指按約1分鐘。因偶感風寒，使得局部經脈氣血阻滯，導致頸項僵直，此時按摩養老可達到舒緩之效。

對症配穴

★ 視力老花，可按▶**養老+太衝、足三里**。

按摩Check表

按摩時機	按壓力道	食指壓法	按摩功效
老花	中		清頭明目、舒筋活絡。

穴道自癒力

1. 長期按摩此穴，對老年人身體器官退化、衰老、機能漸失等各種疾病具有療效。

2. 能夠治療目視不清，肩、背、肘、臂等部位的酸痛，以及呃逆、落枕、腰痛等疾病。

3. 可舒筋、通絡、明目、調氣活血，舒筋散寒，對身體具有良好的保健和調理作用。

4. 針對腦血管疾病也具有療效。還能治療急性腰扭傷（俗稱閃到腰）、近視等。

5. 夜晚睡覺頻尿，使睡眠品質差，容易導致疲累、精神不濟等，可透過按壓養老獲得緩解。

治風濕性關節炎

飛揚穴

1秒3D透析穴道

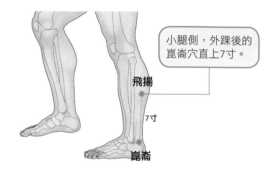

小腿側,外踝後的崑崙穴直上7寸。

飛揚

7寸

崑崙

1分鐘按摩點點穴

正坐垂足,稍稍將膝蓋向內傾斜,一手的食、中兩指併攏,兩指指腹順著跟腱外側的骨頭向上按壓小腿肌邊緣的飛揚穴。《備急千金要方》云:「飛揚、太乙、滑肉門,主癲狂吐舌。」《銅人》云:「主目眩,逆氣鼽衄。」

對症配穴

★ 腿部酸脹、疼痛，可按▶**飛揚+委中**。

 按摩Check表

按摩時機	按壓力道	二指壓法	按摩功效
頭痛	中		清熱安神、舒筋活絡。

穴道自癒力

1. 長期按壓飛揚穴，能治療頭痛、目眩、腰腿疼痛、痔瘡等疾患。

2. 對於腰部經常疼痛、位於四肢的風濕性關節炎、癲癇，具有輔助的治療作用。

3. 長時間站立、坐立或者步行，都會引起腿部肌肉的疲勞，甚至還可能出現腿部腫脹，此時輕輕用力敲打、刺激飛揚穴，能有效緩解症狀。

4. 體內上火流鼻血、流鼻水、鼻塞時，輕微敲打該穴，能緩解其症狀。

清火散熱振食慾
液門穴

1秒3D透析穴道

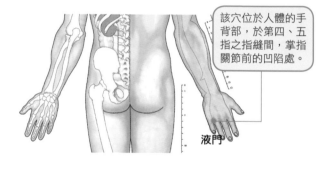

該穴位於人體的手背部，於第四、五指之指縫間，掌指關節前的凹陷處。

液門

1分鐘按摩點點穴

　　正坐、伸左手屈肘向自己胸前，掌心向下；右手輕扶小指側掌心處，大拇指在上，用指尖或指甲尖垂直掐按穴位，有酸脹感。據《醫宗金鑒》云：「從關衝上行手小指次指岐骨間陷中，握拳取之，液門穴也。」

🔍 對症配穴

★ 喉嚨腫痛，可按▶**液門+魚際**。

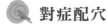

按摩Check表

按摩時機	按壓力道	拇指壓法	按摩功效
高燒	重		降濁升清。

穴道自癒力

1 此穴具有清火散熱的特殊功能，對於頭痛、目眩、咽喉腫痛、眼睛赤澀、齲齒等病症，均有明顯的改善療效。

2 長期按壓液門穴可有效治療耳聾、耳鳴、手指腫痛、手臂疼痛等耳部和手部病症。

3 對喉痹、瘧疾、感冒發燒等疾患，具有迅速緩解的作用。另外，由於孩童免疫系統不成熟，對環境變化的適應能力較差，特別容易感冒發高燒，並出現咽喉、扁桃體紅腫等症狀。掐按液門穴，能使情況好轉。

暈痛目赤調氣血
中渚穴

◤1秒3D透析穴道

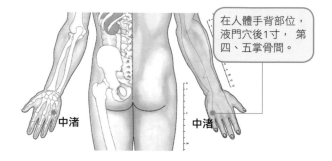

在人體手背部位，液門穴後1寸，第四、五掌骨間。

中渚　　　中渚

◤1分鐘按摩點點穴

　　左手掌心朝下，右手食指置於手背，以指頭側邊垂直揉穴位1分鐘，有酸、脹、痛的感覺。此穴位名出自《靈樞・本輸》，別名「下都」，是手少陽三焦經的經穴。按壓中渚穴，可緩解因焦慮而造成的失眠，調理婦女更年期症狀。

對症配穴

★ 耳鳴、耳聾，可按▶**中渚+角孫**。

★ 嗌（喉嚨）痛，請按▶**中渚+支溝、內庭**。

 按摩Check表

按摩時機	按壓力道	食指壓法	按摩功效
肩臂痛	重		傳遞氣血、生發風氣。

穴道自癒力

1 此穴位對耳聾、耳鳴、頭痛、頭暈、咽喉痛、失眠等具有療效，可促進氣血循環。

2 前額疼痛時，按壓中渚有止痛效果。

3 長期按壓對落枕、肩背疼痛、肋間神經痛、手指不能屈伸等症狀，都有良好的調理作用。

4 本穴是三焦經經脈氣血的輸出之地。當婦女面臨更年期時，中渚穴易堵塞，其伴隨之症狀如頭暈、目眩、焦慮、耳鳴、失眠等，經按壓後，可對更年期綜合症進行調理。

瀉熱止痛催生產

至陰穴

1秒3D透析穴道

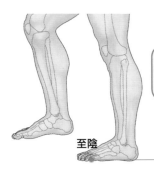

位在人體足小趾末節外側,距趾甲角旁約0.1寸即是。

至陰

1分鐘按摩點點穴

　　屈膝,將欲按摩之腳靠向身體。腳跟抵著地板,腳尖翹起;接著俯身彎腰,與腳同側的手之末四指從側邊握住腳底,彎曲大拇指,置於足小趾端外側的趾甲角旁,以拇指指尖垂直按壓至陰穴。「至陰」是膀胱經體內與體表的氣血交換處。

對症配穴

★ 頭痛、目痛，可按 ▶ **至陰+太衝、百會**。

按摩Check表

按摩時機	按壓力道	拇指壓法	按摩功效
難產	輕		清火瀉熱、通竅止痛。

穴道自癒力

1 按摩此穴，具有清火瀉熱，通竅止痛的作用。

2 中國古代醫家們發現，在女性懷孕第二十九週到四十週之間，持續針灸至陰穴四週以上，能糾正胎位；在女性難產時，還具有催產作用。

3 可緩解並治療皮膚痛癢等症狀。

4 長期按摩，對頭痛、目痛、鼻塞、鼻衄、半身不遂、足關節炎等疾病，具有良好的調理。

5 可緩解月經不調、更年期綜合症等。

6 可改善崩漏、帶下、痛經、更年期綜合症、乳癰、乳癖（乳房腫塊）等症狀。

257

強身提高抵抗力
湧泉穴

1秒3D透析穴道

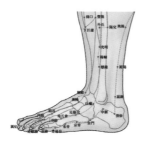

湧泉

此穴位於足底部，第二、三趾的趾縫紋頭端與足跟連線的前1/3 處。

1分鐘按摩點點穴

　　正坐翹腳，足掌朝上，用另一手的大拇指由下往上推按湧泉穴。此為腎經的首要穴位，據《黃帝內經》記載：「腎出於湧泉，湧泉者足心也。」而中國民間自古就有「寒從足入」、「溫從足入」的說法，故按摩湧泉可使身體變暖和。

對症配穴

★ 喉痺（氣血淤滯喉嚨）▶**湧泉+然谷**。

★ 熱病夾臍急痛▶**湧泉+陰陵泉**。

按摩時機	按壓力道	拇指壓法	按摩功效
頭痛	重		散熱生氣。

穴道自癒力

1. 《內經圖說》把按摩稱為「足功」，可達到強身健體，延年益壽的作用。經常按摩，具有散熱生氣的作用，且能益腎、清熱、開鬱。

2. 對治療咽喉腫痛、頭痛、目眩、失音、失眠、小便不利、休克、中暑、中風、高血壓、癲癇、女子不孕、月經下調、陰癢、陰挺、更年期障礙等疾病具有輔助療效。

3. 每夜令人按壓湧泉，至全身發熱，甚有益。並且可治療神經衰弱、糖尿病、腎臟等疾病。

神經衰弱止疼痛
少海穴

1秒3D透析穴道

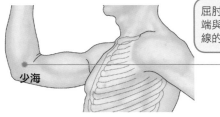

屈肘，肘橫紋內側
端與肱骨內上髁連
線的中點處即是。

少海

1分鐘按摩點點穴

　　正坐、抬手，手肘略彎，手掌向上，用另一手
輕握肘尖，以大拇指指腹按壓穴位1分鐘。氣候忽
冷忽熱引發的頭痛，或牙痛可能引起手肘、手臂、
肋部、腋下等部位發生痙攣、疼痛的現象，此時只
要按壓少海穴，將可止痛和保健。

對症配穴

★ 手顫、肘臂疼痛，可按▶**少海+後溪**。

★ 歇斯底里▶**少海+神門、內關、大陵**。

 按摩Check表

按摩時機	按壓力道	拇指壓法	按摩功效
心痛	中		寧神通絡。

穴道自癒力

1. 此穴具有寧神通絡的作用，主要治療神經衰弱、頭痛目眩、心痛、牙痛、肋間神經痛等。

2. 長期按壓此穴，對於前臂麻木、肘關節痛、肘關節周圍軟組織疾患、臂麻手顫、肘臂攣痛等症狀，具有良好的緩解作用。

3. 現代中醫臨床中，常利用此穴治療歇斯底里、精神分裂症、尺神經麻痺、肋間神經痛等。

4. 「少海」意指心經的氣血匯合於此，匯合之氣血寬深如海，故而得名，另稱「曲節」。

多夢操勞治心病
神門穴

對症主治

心痛、心煩、驚悸、
健忘、失眠

▌1秒3D透析穴道

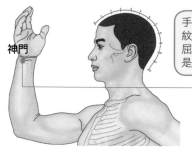

神門

> 手心向上,在腕橫紋左側端,左側腕屈肌腱的凹陷處即是。

▌1分鐘按摩點點穴

　　用大拇指指腹按壓指甲尖所觸及的腕豆骨下、尺骨端凹陷處的神門穴約1分鐘。在現代中醫臨床中,常利用此穴治療無脈症、神經衰弱、歇斯底里、精神分裂症、操勞難眠等,並有「晚上睡不著,按按神門穴。」一說。

對症配穴

★ 健忘失眠、無脈症，可按▶**神門+支正**。

★ 癲狂▶**神門+大椎、豐隆**。

 按摩Check表

按摩時機	按壓力道	拇指壓法	按摩功效
心絞痛	中		寧心、通絡。

穴道自癒力

1 此穴具有安神、寧心、通絡的功用，主要治療心煩失眠，對神經衰弱也具有一定療效。

2 神門穴是人體精、氣、神的入口穴道，也是治療心臟疾病的重要穴位。

3 按壓此穴，能有效治療心悸、心絞痛、多夢、健忘、失眠、癡呆、驚悸、怔忡（心胸躁動）、心煩、便祕、食慾不振等疾患。

4 長期按壓，對糖尿病、扁桃腺炎、腕關節運動障礙、高血壓等病症，具有調理和保健功效。

舒緩頭痛和吐嘔
頭維穴

對症主治
頭痛、目眩、口痛、
流淚、臉部痙攣

■ 1秒3D透析穴道

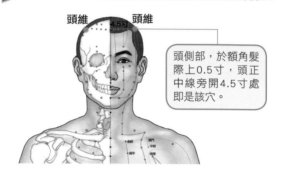

頭維　　頭維

4.5寸

頭側部，於額角髮際上0.5寸，頭正中線旁開4.5寸處即是該穴。

■ 1分鐘按摩點點穴

　　正坐或仰靠、仰臥，食指與中指併攏，中指指腹位於頭側部髮際裡之髮際處，食指指腹所在位置即是頭維穴。呼吸吐氣時，可用雙手拇指指腹強壓。《醫宗金鑒》云：「頭維、攢竹二穴，主治頭風疼痛如破，目痛如脫，淚出不明。」

對症配穴

★ 頭痛目眩▶**頭維+合谷、太衝**。

★ 頭痛如破，目痛如脫▶**頭維+大陵**。

★ 眼瞼眨動不止▶**頭維+攢竹、絲竹**。

★ 迎風流淚、目赤紅腫▶**頭維+臨泣、風池**。

★ 血管性頭痛▶**頭維+角孫、百會**。

 按摩Check表

按摩時機	按壓力道	拇指壓法	按摩功效
面神經痛	重		通絡止痛。

穴道自癒力

1 經常按摩頭維穴，可治療寒熱頭痛、目痛多淚、喘逆煩滿、嘔吐流汗、眼瞼動不止、面部額紋消失、迎風淚出、目視不明等症。

2 對於偏頭痛、前額神經痛、血管性頭痛、精神分裂症、面神經麻痺、中風後遺症、高血壓、結膜炎，視力減退等，都有一定療效。

目赤心煩臉色差

解谿穴

對症主治
牙疼、目赤、頭痛、
眩暈、腹脹

1秒3D透析穴道

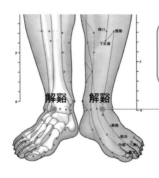

解谿　　解谿

足背與小腿交界的
橫紋中央凹陷處，
於拇長伸肌腱與趾
長伸肌腱之間。

1分鐘按摩點點穴

　　正坐，一腿屈膝，腳放平，用同側手掌撫膝蓋處，大拇指在上、四指指腹循脛骨直下至足腕（繫鞋帶處），兩筋之間的凹陷即是解谿穴。以中指指腹向穴位施力按壓1分鐘。據《針灸甲乙經》曰：「白膜覆珠，瞳子無所見，解谿主之。」

★ 踝部脹痛,可按▶解谿+崑崙、太谿。

★ 腹脹氣,多按▶解谿+商丘、血海。

按摩Check表

按摩時機	按壓力道	中指壓法	按摩功效
煩心目赤	重		通絡祛火、消炎止痛。

穴道自癒力

1 因為此處穴位能引上焦鬱熱下行,故按摩此穴可治療牙疼、煩心、目赤等病症。

2 長期按摩,對頭痛、眩暈、腹脹、便祕、腳腕痛、下肢痿痺、腎炎、腸炎、口痛與眼疾等病症,都有良好的調理保健功效。

3 現代中醫臨床中,常利用此穴治療足下垂(是指由於脛骨前肌群肌力低,而使踝關節不能背伸的症狀)、神經性頭痛、胃腸炎、踝關節及周圍的軟組織疾患。

頭昏眼花犯癲癇
眉衝穴

1秒3D透析穴道

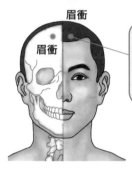

眉衝

眉衝

位在人體的頭部，
攢竹穴直上入髮際
0.5寸處，於神庭
穴與曲差穴的連線
之間即是。

1分鐘按摩點點穴

　　雙手中指伸直，將中指指腹放在眉頭邊緣處；
沿直線向上推，使指腹入髮際，並以中指指尖揉按
穴位。此穴位出自《脈經》，屬足太陽膀胱經。據
《針灸資生經》記載：「眉衝二穴，一名『小
竹』，當兩眉頭直上入髮際是。」

對症配穴

★ 頭痛不已，多按▶眉衝+太陽。

按摩Check表

按摩時機	按壓力道	中指壓法	按摩功效
頭痛	中		寧神通竅、止痛通絡。

穴道自癒力

1. 按摩眉衝穴，能寧神通竅、止痛通絡。

2. 古代醫書已經指出，眉衝可治療頭痛、眩暈、鼻塞、癲癇等疾病。並對此穴詳細考證，因染風寒而感到不適，可按揉眉衝舒緩之。

3. 「眉衝」是說來自膀胱經的氣血在此穴吸熱向上衝行。本穴的氣血是從攢竹穴傳來的水濕之氣，上行到本穴後，散熱冷縮；後又受外部傳來之熱，使寒冷水氣脹散，其脹散之氣便沿著膀胱經向上衝行，故名。

4. 此穴又被稱為「小竹」、「星穴」。

治三叉神經疼痛
列缺穴

1秒3D透析穴道

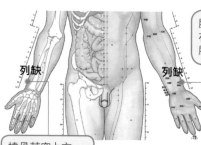

腕橫紋上1.5寸，在肱橈肌與拇長展肌腱之間即是。

列缺

列缺

橈骨莖突上方。

1分鐘按摩點點穴

　　兩手大拇指張開，其虎口接合成交叉形。再用右手食指壓在左手之橈骨莖突之上部，食指指尖所及處即是列缺穴。可用食指指腹揉按，或用食指指甲尖掐按。列缺搭配合谷、外關按壓，主治頸脖僵硬的疾患。

對症配穴

★ 感冒、頭痛，可按▶列缺+風池、風門。

★ 咽喉疼痛、咳嗽，多按▶列缺+照海。

按摩Check表

按摩時機	按壓力道	食指壓法	按摩功效
顏面麻痺	中		宣肺理氣、利咽寬胸。

穴道自癒力

1 主治頭部、頸項各種疾病，具退熱功效。

2 經常掐按此穴，對於三叉神經痛、顏面神經麻痺、橈骨部肌炎（手腕發炎、骨折）、咳嗽、哮喘、鼻炎、齒痛、腦貧血、健忘、驚悸、半身不遂等病症，達到顯著的調治效果。

3 常用於治療感冒、支氣管炎、神經性頭痛、落枕、腕關節及周圍軟組織（包含肌肉、韌帶、肌腱、軟骨、關節囊、滑液囊）等疾患。

4 本穴亦可調理食道痙攣等不適症狀。

感冒失音頭暈痛
風府穴

1秒3D透析穴道

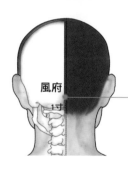

位於項部,於後髮際正中直上1寸,枕外隆凸直下,兩側斜方肌之間凹陷處。

風府
1寸

1分鐘按摩點點穴

　　正坐或俯臥,兩手向後枕靠後腦處,扶住後腦勺,大拇指指尖在風府穴交疊,用指腹(或指尖)揉按,有酸痛、脹麻的感覺。據《針灸甲乙經》記載,此穴是「督脈、陽維之會。」此外,風府禁不可灸,入針即昏倒,有失音的危險性。

對症配穴

★ 足不仁（腳麻痹），可按▶**風府+腰俞**。

★ 瘋狂、多言，多按▶**風府+崑崙**。

按摩Check表

按摩時機	按壓力道	拇指壓法	按摩功效
眩暈	重		散熱吸濕。

穴道自癒力

1. 按摩此穴能治療頭痛、眩暈、暴瘖不語（嘶啞失音）、咽喉腫痛、感冒、發燒等症。

2. 長期按壓對癲狂、癇症、中風不語、悲恐驚悸、半身不遂、眩暈、頸項強痛、目痛、鼻出血，都具有良好療效。

3. 因本穴能生發風氣，故名「風府」，亦稱「舌本」、「鬼穴」。頭部受寒而使後腦疼痛、頸項肩背僵硬、頭不能輕鬆、任意的轉動時，按壓風府穴，能迅速止痛、祛風。

腦戶穴

頭重腳輕目濁黃

1秒3D透析穴道

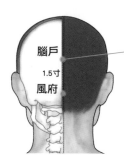

腦戶

1.5寸

風府

位於人體頭部,風
府穴上1.5寸,枕
外隆凸的上緣凹陷
處即是。

1分鐘按摩點點穴

　　正坐,兩手向後扶住後腦勺,大拇指指尖在腦
戶穴交疊,用指腹(或指尖)揉按,有酸痛、脹麻
的感覺。據《針灸甲乙經》記載,此穴是「督脈、
足太陽之會」;此穴不可灸,若針灸刺頭中脈戶,
有瘖啞之危,且刺入腦立死。

對症配穴

★ 頭重痛，可按▶腦戶+通天、腦空。

★ 癲狂癇，多按▶腦戶+人中、太衝、豐隆。

按摩Check表

按摩時機	按壓力道	拇指壓法	按摩功效
頭重	重		降濁升清。

穴道自癒力

1. 按摩該穴位能治療頭暈、項強、失音、癲癇。

2. 長期按摩對頭重、頭痛、面赤、目黃、眩暈、面痛、音啞、項強、癲狂癇症、舌本出血、瘰癧等疾患有良好療效。

3. 腦戶配膽俞、意舍、陽綱，能疏肝瀉膽、清熱去濕，主治目黃、脅痛、食慾不振；配通天、消濼、天突，能行氣散結，主治瘰癧。

4. 亦稱「匝風」、「會額」、「合顱」、「仰風」、「會顱」、「迎風」。

不明暈眩目紅腫
絲竹空穴

對症主治

頭痛、不明原因的頭
暈目眩、腦充血

1秒3D透析穴道

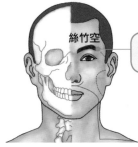

絲竹空

在人體面部，於眉
梢凹陷處。

1分鐘按摩點點穴

　　正坐，雙手攤開，掌心向外，左右手的大拇指
指腹，同時按兩邊眉毛外端凹陷處的絲竹空穴1分
鐘，有酸、脹、痛的感覺。本穴名稱出自《針灸甲
乙經》，屬於手少陽三焦經。「絲竹」在此指眉
毛，「空」則為孔竅。

對症配穴

★ 牙齒腫痛，可按▶**絲竹空+耳門**。

按摩Check表

按摩時機	按壓力道	拇指壓法	按摩功效
目眩	輕		降濁除濕。

穴道自癒力

1. 按摩該穴能有效治療各種頭痛、頭暈、目眩、目赤疼痛等疾患。

2. 對眼球充血、睫毛倒生、視物不明、眼瞼跳動等症狀，具有明顯的療效。

3. 長期按壓，可使顏面神經麻痹、牙齒疼痛、癲癇等病症得到調理和改善。

4. 絲竹空是醫治眼部疾病的重要穴位，且無論是高血壓、低血壓、腦充血、腦貧血，還是因風寒等各種原因而造成的頭痛、頭暈、目眩等症狀，只要按壓該穴，便能迅速止痛、止暈。

養護抗老調理食補

球芽甘藍
拌酪梨

（1人份）

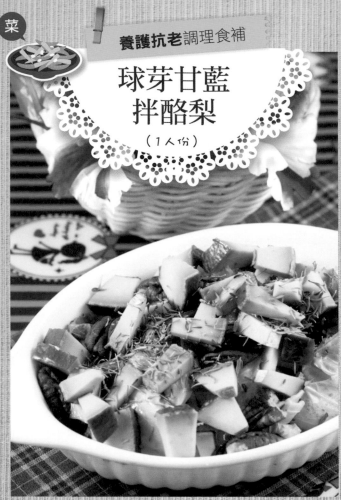

球芽甘藍含大量的維生素及胡蘿蔔素、葉酸；入藥可以用來改善消化系統，其所含的黑芥子硫苷酸鉀成有抗癌特性。而酪梨的營養並不亞於球芽甘藍，有抗發炎、抗老化、補充營養的功效。

 食材 *Shopping*

球芽甘藍	1顆	百里香	5克
酪梨	1顆	葡萄醋	適量
胡桃	15克	橄欖油	適量
檸檬汁	5克	胡椒粉	適量

 作法 *Note*

❶將球芽甘藍對半切開，以橄欖油、胡椒粉和鹽調味後；再將其送進烤約12分鐘。

❷酪梨切丁後放入大碗中，淋上檸檬汁調味。

❸烤好的球芽甘藍一起放進碗中，撒上碎胡桃和切成末的百里香後，一邊輕輕攪拌，一邊淋上葡萄醋調味即完成。

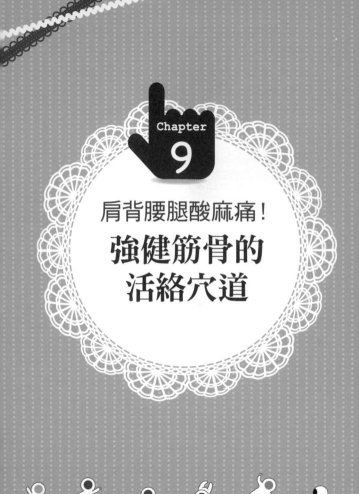

Chapter

9

肩背腰腿酸麻痛！

強健筋骨的 活絡穴道

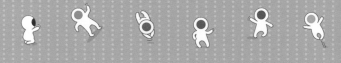

　　這裡酸、那裡痛，是肌肉疼痛？還是神經壓迫？是風濕、關節退化、長骨刺，還是一般的扭拉傷？姿勢不良、睡太軟的床、提重物、運動傷害等，都可能造成腰酸背痛，本章針對疼痛部位，給予緩解的穴道按摩，並且提升肩、背、腰、腿的保護力，讓你的筋骨非常軟**Q**！

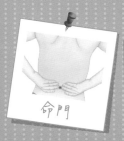

命門

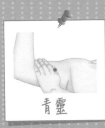

青靈

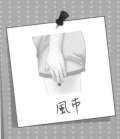

風市

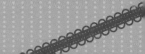

舒緩五十肩疼痛
肩髃穴

1秒3D透析穴道

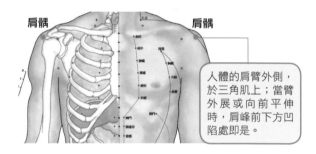

肩髃　　　　　　　　　　肩髃

人體的肩臂外側，於三角肌上；當臂外展或向前平伸時，肩峰前下方凹陷處即是。

1分鐘按摩點點穴

　　正坐，屈肘抬臂，約與肩平行同高，以另一手中指和食指併攏，按壓抬臂肩前呈現的凹陷處，此凹陷即肩髃穴。肩，指肩膀。髃，骨之禺也，禺乃角落之意，在此是指骨之邊緣。按揉此穴，能治療關於肩膀的痠、疼、僵、硬等各種病變。

對症配穴

★ 肩頸部肌肉酸痛、發炎，可多按▶**肩髃+風
池、肩井**。

 按摩Check表

按摩時機	按壓力道	二指壓法	按摩功效
肩痛	中		舒筋通絡、祛風活血。

穴道自癒力

1. 針對肩關節炎（即五十肩，主要症狀為肩痛，手臂無法抬高，此病痛之罹患者多為五十歲以上的人，故名之）有特殊療效。

2. 對於中風、偏癱（即半身不遂）、高血壓、不能提物、手臂無力等症狀，有調養功效。

3. 氣候劇烈變化，或遇到季節交替之時，風濕性關節炎便會發作。中醫治療時，常用針灸方法在肩髃穴上扎針，讓受風濕疾患之苦，雙手無力的患者舒緩疼痛，並能活動自如。

減緩肩周和骨刺
肩髎穴

1秒3D透析穴道

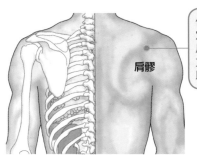

肩髎

位於人體肩部,肩穴後方,當手臂外展時,於肩峰後下方所呈現之凹陷處即是該穴。

1分鐘按摩點點穴

　　站立,將兩手臂伸直,肩峰後下方會有凹陷,肩髎穴便位於此處。用左手去摸右臂肩峰,右手摸左臂肩峰,食指、中指、無名指和小指併攏,以四指指腹按壓穴位。能舒緩肩關節炎、肩周炎等痛楚;並改善肩頸周圍的骨質增生症(即骨刺)。

對症配穴

★ 肩臂發炎疼痛，可按▶**肩髎+曲池、肩髃**。

★ 肩背疼痛，常按▶**肩髎+天宗、曲垣**。

★ 上肢不遂、肩周炎、不能舉物，常按▶**肩髎 +肩井、天池、養老**。

 按摩Check表

按摩時機	按壓力道	四指壓法	按摩功效
臂痛	重		升清降濁。

穴道自癒力

1 按摩此穴位，具有祛風濕、通經絡的作用。

2 對臂痛不能舉、脅肋疼痛等症狀，有明顯的緩解和治療作用。

3 現代中醫臨床常用該穴治療肩關節周圍炎、中風偏癱（中風導致的半身不遂）等疾患。

4 長期按摩對蕁麻疹、腦血管後遺症、胸膜炎、肋間神經痛等有明顯療效。

理氣兼止肩臂痛

青靈穴

1秒3D透析穴道

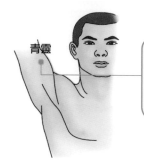

青靈

手臂內側，極泉與少海的連線上，肘橫紋上3寸，肱二頭肌的內側溝中即是該穴。

1分鐘按摩點點穴

　　正坐，抬高右臂與肩膀平，肘彎屈呈直角。左手五指併攏，將小指放在手臂內側肘橫紋處，大拇指所在之處即是青靈穴，以大拇指指腹按揉穴位1分鐘。青靈穴對神經系統的疾病，如神經性頭痛、肋間神經痛等具有療效。

對症配穴

★ 肩臂疼痛，可按▶**青靈+肩髃、曲池**。

 按摩Check表

按摩時機	按壓力道	拇指壓法	按摩功效
前臂痛	中		理氣止痛、寬胸寧心。

穴道自癒力

1. 經常按揉此穴，能治療頭痛振寒、目黃、肋痛、肩臂疼痛、肩胛及前臂肌肉痙攣等疾患。

2. 可治療循環系統的疾病，如心絞痛等。

3. 青靈穴最早稱為「清冷淵」為同一穴位。由於當時人們為了避開唐高祖李淵的名諱，故將「清冷淵」改為「清冷泉」，之後又演變為「青靈泉」，亦稱「青靈穴」。直至宋人編書時，因採用了唐人的文獻而未修改，故同時出現了「清冷淵」、「青靈」的名稱；現代則通稱為「青靈穴」。

肩關節麻木發炎

肩貞穴

對症主治

肩臂疼痛、瘰癧、耳鳴、肩關節周圍炎

1秒3D透析穴道

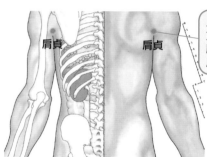

肩貞　　　肩貞

> 人體的肩關節後下方，手臂內收時，腋後縱紋頭上1寸處即是該穴。

1分鐘按摩點點穴

　　雙臂互抱，雙手伸向腋後，並以中指指腹按壓所在的腋後縱紋頭上的穴位。長時間伏案工作，再加上缺乏運動，久而久之雙肩便容易血脈運行不暢，致使肌肉僵硬、肩膀疼痛難忍。若忽略不理，就可能會罹患肩周炎疾病。

對症配穴

★肩周炎，可按▶**肩貞+肩髃、肩髎**。

★上肢不遂，多按▶**肩貞+肩髎、曲池、肩井、手三里、合谷**。

按摩時機	按壓力道	中指壓法	按摩功效
肩胛痛	中		清頭聰耳、通經活絡。

穴道自癒力

1 按壓此穴，具有醒腦聰耳，通經活絡的作用。

2 肩貞對肩胛疼痛、手臂不舉、上肢麻木、經血不暢，還有雙手手臂麻木等不適，以及肩關節周圍炎等病症，具有療效。

3 對腦血管病後遺症、頸部淋巴結結核（即瘰癧）、頭痛等病症都具有治療效果。

4 針對耳鳴、耳聾、齒疼等症，按壓此穴通暢氣血，也可產生療效。

肩背損傷肘臂痛
天宗穴

1秒3D透析穴道

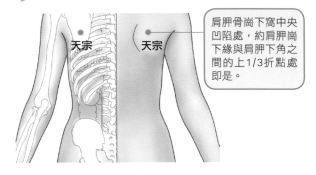

天宗

天宗

肩胛骨崗下窩中央
凹陷處,約肩胛崗
下緣與肩胛下角之
間的上1/3折點處
即是。

1分鐘按摩點點穴

　　左手搭右肩,手伸向肩胛骨處,以中指指腹按
壓肩胛骨崗下窩的中央處,即天宗穴。近代醫學
中,中醫學者多利用此穴治療女性乳腺炎和乳腺增
生的問題;主要是由於乳腺泡導管的上皮細胞和接
締組織增生造成的疾病。

對症配穴

★ 肩胛疼痛，可按▶天宗+秉風、肩外俞。

★ 乳癰，可按▶天宗+膻中、足三里。

按摩時機	按壓力道	中指壓法	按摩功效
肩膀酸痛	中		通絡活血、消炎止痛。

 穴道自癒力

1 按壓此穴，可疏通肩部經絡、活血理氣。

2 是治療女性急性乳腺炎、乳腺增生的特效穴。按摩此穴，對於乳房疼痛、乳房腫塊、乳汁分泌不足、胸痛也有明顯療效。

3 按壓此穴，能治療肩胛疼痛、肩背部損傷、上肢不能舉等局部疾病。

4 對氣喘、頰頷腫等病症具有改善作用。

5 現代中醫臨床利用此處穴位治療肩關節周圍炎、慢性支氣管炎等。

肩井穴

1秒3D透析穴道

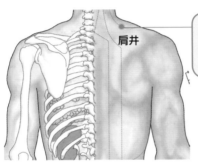

位於人體肩上，大椎與肩峰端連線的中點，即乳頭正上方與肩線交接處。

肩井

1分鐘按摩點點穴

　　正坐，雙手交叉，掌心放在肩上，中間三指放在肩頸交會處，中指指腹所在位置即是肩井穴。用中指指腹向下揉按，會有特殊酸麻、脹痛的感覺。輕揉慢按穴位，能緩解工作壓力、肩頸僵硬，以疏通經絡血脈。

對症配穴

★ 腳氣酸痛，可按▶**肩井+足三里、陽陵泉**。

 按摩Check表

按摩時機	按壓力道	中指壓法	按摩功效
頭頸痛	輕		疏導水液。

穴道自癒力

1 按摩此穴位對肩背痺痛、手臂不舉、頸項強痛等疾病，具有特殊療效。

2 長期按摩對乳癰、中風、瘰癧、難產、乳腺炎、功能性子宮出血、產後子宮出血、神經衰弱、半身不遂、腦貧血、腳氣（腳部濕熱酸痛）、狐臭等症狀，具有緩解作用。

3 肩井為一特殊穴位，按摩本穴時，若施力太重，將會導致人體半身麻痺，手不能舉，甚至令人昏暈。因此在防身術中，就有「重擊肩井穴」使人暈倒的招式。

舒筋活絡護肩背

肩中俞穴

1秒3D透析穴道

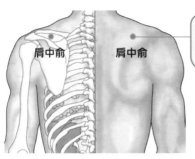

肩中俞　　**肩中俞**

背部第七頸椎棘突下，旁開2寸處即是該穴。

1分鐘按摩點點穴

雙手沿脖頸處，往後伸向背部，小指靠著頸項，以中指指腹按壓肩中俞穴。此穴位名出自《針灸甲乙經》。關於其具體位置，在《醫學入門》中指出「大杼旁二寸」；與天宗穴等穴之療效相同，能調理肩背疼痛、咳嗽等疾病。

對症配穴

★ 肩背疼痛，可按▶**肩中俞+肩外俞、大椎**。

 按摩Check表

按摩時機	按壓力道	中指壓法	按摩功效
肩膀酸痛	中		解表宣肺。

穴道自癒力

1 可有效治療呼吸系統的疾病，如支氣管炎、哮喘、咳嗽、支氣管擴張、吐血等。

2 古代醫典《銅人》云：「治寒熱目視不明。」《大成》云：「主咳嗽，上氣唾血。」《循經考穴編》曰：「寒熱勞嗽，肩胛痛疼。」以上皆說明肩中俞穴對視力減退、目視不明、肩背疼痛等症狀，具有明顯的改善作用。

3 肩中俞配肩髎、外關，有舒筋活絡、止痛的作用，還能治療肩背疼痛、肩周炎。

4 按摩肩中俞可舒筋活血，使肩部氣血通暢。

强健腰腿不麻痺
殷門穴

對症主治

坐骨神經痛、下肢麻痺、小兒麻痺後遺症

1秒3D透析穴道

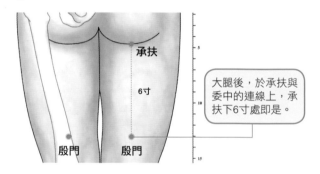

承扶

6寸

殷門　　殷門

大腿後,於承扶與委中的連線上,承扶下6寸處即是。

1分鐘按摩點點穴

　　正坐,雙手食指與中指併攏,其他手指彎曲,放於大腿後的殷門穴。殷門穴是足太陽膀胱經的穴位,在大腿後側正中處。敲打此穴,可治療腰背疼痛和腰椎間盤突出的症狀。

🔍 對症配穴

★ 慢性腰痛，可按▶**殷門+大腸俞**。

★ 健腰補腎、舒筋活絡▶**殷門+腎俞、委中**。

🦉 按摩Check表

按摩時機	按壓力道	二指壓法	按摩功效
下肢麻痺	中		舒筋通絡、強腰膝。

📛 穴道自癒力

1. 可治療神經系統疾病，如腰脊不可俯仰的坐骨神經痛、下肢麻痺、小兒麻痺後遺症等。

2. 對腰背痛、股部（大腿）炎症等，具有明顯的改善作用。用小木槌敲打穴位，可增強療效。

3. 殷門配風市穴、足三里穴，有利腰腿、祛風除濕的作用，可治療卜腳痿痺。

4. 此穴可治療前列腺炎、尿路不暢、尿滴瀝等疾患。另外，經常按摩、敲打殷門穴，還能疏通筋脈，消耗腿部多餘脂肪、美化腿部曲線。

腰痛膝冷神經痛

伏兔穴

1秒3D透析穴道

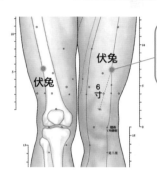

> 大腿正面，髂骨
> 前上棘與髕骨外側
> 端的連線上，髕骨
> 上6寸處即是。

1分鐘按摩點點穴

　　正坐，雙手食、中、無名三指放於大腿的前外側，從膝蓋往上1/3處垂直揉按；或者可輕握拳，用指節揉按。據《針灸甲乙經》云：「寒疝，下至腹膜，膝腰痛如清水，大腹諸疝，按之至膝上。」可見伏兔對疝氣和腰腹不適有療效。

對症配穴

★ 下肢痿痺，可按▶**伏兔+髀關、陽陵泉**。

★ 腿膝疼痛，多按▶**伏兔+髀關、犢鼻**。

 按摩Check表

按摩時機	按壓力道	三指壓法	按摩功效
膝冷	中		通絡、活血、止痛。

穴道自癒力

1 按摩伏兔穴，能有效治療腰痛、膝冷、卜肢神經痛、下肢麻痺癱瘓、膝關節炎等疾患。

2 此穴對於蕁麻疹、疝氣、腳氣也有療效。

3 長期按壓此穴，能夠舒筋活血，對於全身血液循環不良等病症，產生良好的保健調理功效。

4 中老年人由於缺乏運動，加上筋骨退化，以致雙腳酸軟無力，膝蓋冰冷等。而按摩伏兔穴，可促進下肢膝蓋及雙腳的氣血循環，使膝蓋和雙腳的不適症獲得改善。

急性扭傷閃到腰
後溪穴

▌1秒3D透析穴道

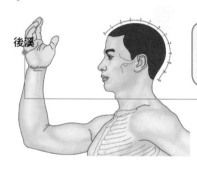

後溪

微握拳,第五指掌
關節後尺側,掌橫
紋頭赤白肉際處即
是該穴。

▌1分鐘按摩點點穴

　　伸臂屈肘,輕握拳,手掌感情線之尾端在小指
下側邊凸起如一火山口狀處即是該穴。彎曲大拇
指,垂直下壓穴位1分鐘。後溪位於小腸經上,是
奇經八脈的交會,與督脈相通,能瀉心火、壯陽
氣、調頸椎、利眼目、正脊柱。

對症配穴

★ 頸項強直僵硬、落枕，可按▶**後溪+天柱**。

★ 耳鳴、耳聾，多按▶**後溪+翳風、聽宮**。

★ 急性腰扭傷，可按▶**後溪+人中**。

★ 頸痛，多按▶**後溪+列缺、懸鐘**。

 按摩Check表

按摩時機	按壓力道	拇指壓法	按摩功效
閃到腰	中		通絡活血、止痛。

穴道自癒力

1 能有效治療閃到腰、腰痛、腰部急性扭傷、慢性腰部勞損等腰傷疾患。

2 對頭痛、目赤、耳聾、咽喉腫痛、手指及臂肘痙攣也具有療效。

3 長期按壓此穴並配合針灸，能治療精神分裂、歇斯底里、肋間神經痛等疾患，對盜汗、落枕也具有緩解作用。

療癒坐骨神經痛
命門穴

1秒3D透析穴道

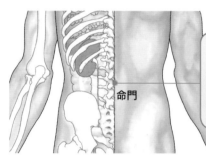

命門

在第二腰椎棘突下（兩側肋弓下緣、連線中點，一般與肚臍正中相對）即肚臍正後方處即是該穴。

1分鐘按摩點點穴

雙手叉腰，四指在背後，兩手慢慢沿著腰部到正中央的背脊處，雙手中指同時出力揉按穴位，有酸、脹、疼痛的感覺。命，人的根本；門，出入的門戶。本穴有維繫督脈氣血流行不息的作用，是人體的生命之本，故有此名。

對症配穴

★ 遺精、早洩，可按▶**命門+腎俞、太谿**。

★ 破傷風（細菌從傷口處感染的病症）、抽搐，請按▶**命門+百會、筋縮、腰陽關**。

按摩Check表

按摩時機	按壓力道	中指壓法	按摩功效
腰扭傷	重		接續督脈氣血。

穴道自癒力

1 命門被視為五臟六腑之本，按摩此穴對腎氣不足、精力衰退的人，有固本培元的作用，對腰痛、腰扭傷、坐骨神經痛亦有明顯療效。

2 能治療陽萎、遺精、月經不調、頭痛、耳鳴、四肢冷等疾患。亦被稱為「屬累」、「精宮」。

3 長期按壓能治療小兒遺尿。

4 醫史曾記載，命門可保健臟腑，故「命門為十二官之主」十二官意指十二經絡。

膝蓋酸軟關節痛

犢鼻穴

1秒3D透析穴道

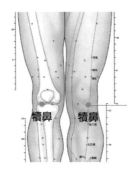

膝部，髕骨下緣，髕韌帶（髕骨與脛骨之間的大筋）兩側有凹陷，其外側凹陷中即是。

犢鼻　　犢鼻

1分鐘按摩點點穴

　　雙手掌心向下，輕置於膝蓋上，中指放在膝蓋髕骨下外側的凹陷處，以中指指腹施力深入穴位，垂直揉按1分鐘。膝中疼痛、酸軟，或因猛烈跑步而使膝蓋磨損受傷，以致無法站立或不能久站，長期按摩犢鼻穴，就能有調節治療的作用。

對症配穴

★ 膝蓋痛，可常按▶**犢鼻+陽陵泉、足三里**。

★ 膝蓋麻木，請按▶**犢鼻+髀關、陽陵泉**。

按摩Check表

按摩時機	按壓力道	中指壓法	按摩功效
膝痛時	中		通經活絡、疏風散寒。

穴道自癒力

1 該處穴位具有通經活絡、疏風散寒、理氣消腫、止痛的作用。

2 長期按摩此穴，能治療膝關節痛、下肢麻痺、腳氣水腫、膝腳無力，不能久站等病症。

3 老年人會因體內器官退化，若肛門括約肌功能消失或減退，便會無自主性地下痢或排便失禁等，犢鼻則具有良好的治療、調理功效。

4 犢鼻穴位於膝外凹陷處，意指凹陷處看上去如同小牛的鼻孔，故也被稱作「外膝眼」。

腰腿無力四肢熱
委中穴

對症主治

腰腿無力、腰痛、腰
連背痛、四肢發熱

1秒3D透析穴道

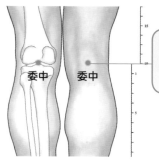

委中　　委中

膕窩橫紋中央,微
屈膝,於股二頭肌
腱與半腱肌肌腱的
中央處即是。

1分鐘按摩點點穴

　　端坐垂足,雙手輕握大腿兩側,大拇指在上,
其餘四指在下。食指置於膝蓋後側,即腿彎的中
央,用食指指腹揉按穴位。委,堆積的意思;中,
指穴內氣血所在。「委中」意指膀胱經的濕熱水氣
在此聚集;此穴為頭、身、腳三部位的中部。

對症配穴

★ 腰痛不能轉動，可常按▶**委中+腎俞、陽陵泉、腰陽關、志室、太谿**。

★ 便血、胃腸不適，請按▶**委中+長強、次髎、上巨虛、承山**。

 按摩Check表

按摩時機	按壓力道	食指壓法	按摩功效
腰腿無力	中		通絡止痛、利尿祛燥。

穴道自癒力

1 長期按摩，對腰背、腿部的各種疾病，如腰腿無力、腰痛、腰連背痛、腰痛不能轉側等，都有良好療效。

2 可有效治療四肢發熱、熱病汗不出、小便難，以及中暑、急性胃腸炎、坐骨神經痛、小腿疲勞、頸部疼痛、下肢癱瘓、臀部疼痛、膝關節疼痛、腓腸肌痙攣等病症。

小腿腓腸肌痙攣
承筋穴

1秒3D透析穴道

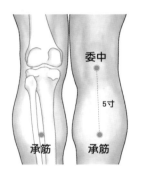

委中

5寸

承筋　　承筋

> 位於人體小腿後，於委中穴與承山穴的連線上，腓腸肌的肌腹中央，委中穴下5寸處。

1分鐘按摩點點穴

　　用手輕握小腿側邊，拇指在小腿後，四指在腿側，以拇指指腹揉按穴位，每次左右各1分鐘。關於承筋穴的療效，《針灸甲乙經》記載：「療寒轉筋。」《針灸大成》云：「痔瘡，脛痠不仁（麻痺不能動）。」

對症配穴

★ 下肢攣痛、抽筋，可常按▶**承筋+委中**。

按摩Check表

按摩時機	按壓力道	拇指壓法	按摩功效
小腿抽痛	中		舒筋活絡、強健腰膝。

穴道自癒力

1 承筋有舒筋活絡、強健腰膝、清瀉腸熱的作用。古代醫書《銅人》也提及承筋可治：「腰背拘急（身體寒冷而縮在一起），霍亂。」

2 對小腿痛、腓腸肌痙攣、腰背疼痛、急性腰扭傷、痔瘡、脫肛、便祕，都具有良好療效。

3 對腿痛、腰背拘急療效；在現代臨床中，常用來治療下肢麻痹、坐骨神經疼痛等疾病。

4 承筋位於膀胱經，此穴氣血為膀胱經足下部各穴上行的陽熱之氣。亦被稱為「腸」，意指膀胱經氣血與大腸經氣血的特性相同。

腿腳有力不抽筋

承山穴

對症主治
腳無力、小腿抽筋、
腰腿痛、坐骨神經痛

1秒3D透析穴道

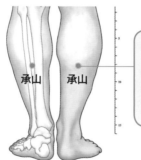

小腿後正中，委中穴與崑崙穴之間。於伸直小腿和足跟上提時，腓腸肌肌腹下出現的凹陷處即是。

承山　　承山

1分鐘按摩點點穴

　　正坐翹足，抬起欲按摩之腳，置放在另外一腳的膝蓋上方。用對側手掌握住腳踝，同側大拇指指腹揉按穴位。《銅人針灸經》云：「承山二穴，一名『魚腹山』，一名『傷山』。主腳弱無力，腳重，偏風不遂。針入八分。灸亦得。」

對症配穴

★ 痔疾，可常按▶**承山+大腸俞**。

★ 下肢痿痺，多按▶**承山+環跳、陽陵泉**。

 按摩Check表

按摩時機	按壓力道	拇指壓法	按摩功效
小腿抽筋	中		舒筋活絡。

穴道自癒力

1 經常按摩，具有舒筋活血的作用。

2 對腰腿疼痛、坐骨神經痛、腓腸肌痙攣、腰背疼痛、足跟疼痛、膝蓋勞累，具有明顯的療效。

3 長期按摩，還能治療並改善四肢麻痺、腳氣、痔瘡、便祕、脫肛等疾病。

4 此穴位名出《靈樞・衛氣》，顧名思義，就是承受一座山。人站著時，小腿肚會緊縮，而承山穴所處位置，正好是筋、骨、肉的樞紐，意即最直接的受力點。

足踝腫痛通經絡

崑崙穴

1秒3D透析穴道

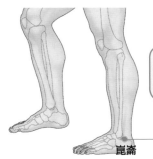

足部外踝後方，於外踝尖與跟腱之間的凹陷處即是。

崑崙

1分鐘按摩點點穴

　　正坐垂足，將欲按摩之腳向身體靠近。同側手的四指放在腳跟下，掌心朝上，扶住腳跟底部。彎曲大拇指，將指腹置於外腳踝後的凹陷處，由上向下輕輕刮按。崑崙穴是足太陽膀胱經的穴道，能舒筋化濕、強腎健腰。

對症配穴

★ 目眩腿軟，可常按▶崑崙+風池。

按摩Check表

按摩時機	按壓力道	拇指壓法	按摩功效
腰尾骨痛	輕		消腫止痛、散熱化氣。

穴道自癒力

1. 對於腿足紅腫、腳膝疼痛、腳踝不適、踝關節及周圍軟組織疾病等具有療效。

2. 長期按摩此穴，對女性卵巢、男性睪丸功能等疾患，具有調理改善作用。

3. 能緩解頭痛、項強、目眩、肩痛、腰背痛、坐骨神經痛、關節炎，兼治齒痛等症狀。

4. 此穴對難產及胞衣不下（指婦人生產後，氣虛或感染風寒，以致氣血凝滯而胞衣不出）、腳氣、小兒搐搦（血中缺鈣的疾患，又稱佝僂病）等症也有療效。

舒筋健膝解疲勞
陽陵泉穴

對症主治

抽筋、麻痺、腰腿疲勞、胃潰瘍

■ 1秒3D透析穴道

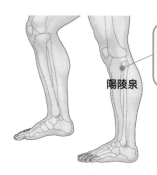

位於人體的膝蓋斜下方，小腿外側之腓骨小頭稍前凹陷中即是該穴。

陽陵泉

■ 1分鐘按摩點點穴

坐在椅子上，膝蓋約呈90度，上身稍前俯，用左手手掌輕握右腳膝蓋前下方，四指向內，大拇指指腹按壓陽陵泉穴，有酸、脹、痛的感覺。《針灸甲乙經》云：「在膝下一寸，外廉陷者中。」為脾氣的生發之穴。

對症配穴

★ 半身不遂，可按▶**陽陵泉+曲池**。

★ 胸脅痛，常按▶**陽陵泉+足三里、上廉**。

 按摩Check表

按摩時機	按壓力道	拇指壓法	按摩功效
腳踝腫痛	重		降濁除濕。

穴道自癒力

1 具疏泄肝膽、清利濕熱、舒筋健膝的作用。

2 長期按壓對胃潰瘍、肝炎、膽石病、高血壓、肋間神經痛、肩關節痛、膝關節痛、下肢麻木癱瘓、膽絞痛、膽囊炎、膽道蛔蟲、足內翻（先天性畸形足的一種，又稱杵狀足）、耳鳴、耳聾等疾病，具有改善、醫治和保健作用。

3 此穴為傳統中醫針灸經絡的八大會穴之一，有「筋會陽陵」之說。能改善筋骨僵硬、酸痛，亦被稱作「筋會」、「陽陵」。

強健腰腎祛風濕
陽輔穴

1秒3D透析穴道

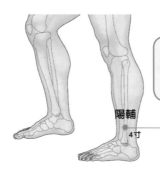

位於人體的小腿外側，於外踝尖上4寸，腓骨前緣稍前方即是該穴。

陽輔

4寸

1分鐘按摩點點穴

　　正坐，垂足，稍向前俯身，左手掌心向前，四指在內，大拇指在外。從腳跟上向前抓住小腿跟部，大拇指指腹所在處即是該穴。揉按穴位，有酸、脹、痛的感覺。陽輔位於膽經；陽，指陽氣；輔，輔佐的意思。在五行中屬火。

對症配穴

★ 下肢痿痹、癱瘓、足內翻畸型等，可多按▶
陽輔+飛揚、金門。

按摩Check表

按摩時機	按壓力道	拇指壓法	按摩功效
關節痛	重		化陽益氣。

穴道自癒力

1. 經常按摩具有祛風濕、利筋骨、瀉膽火的作用；並對腰腎功能不佳、膝下浮腫、痙攣、關節疼痛、痛無常處等症狀，有特殊療效。

2. 長期按摩對偏頭痛、高血壓、全身神經痛、下肢癱瘓、腳氣等疾患，都具有治療作用。

3. 古代醫書記載此穴可治「寒熱酸痛、四肢不舉、腋下腫、瘰癧、喉痹、酸痹不仁、腰痛、諸風（暈眩抽搐）、口苦、脅痛。頭熱如火、足冷如冰」等疾患，為保健人體的特效穴之一。

消腫止痛舒肌腱

足臨泣穴

1秒3D透析穴道

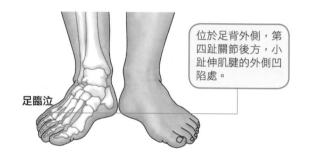

足臨泣

位於足背外側，第四趾關節後方，小趾伸肌腱的外側凹陷處。

1分鐘按摩點點穴

正坐，垂足，抬左足翹置於座椅上，伸左手輕握左腳趾，四指在下，彎曲大拇指，用指甲垂直輕輕掐按穴位約1分鐘，有酸、脹、痛的感覺。《針灸甲乙經》云：「胸痺心痛，不得息，痛無常處，臨泣主之。」

318

對症配穴

★ 痹症，可按▶**足臨泣＋三陰交**。

★ 月事不利，多按▶**足臨泣＋三陰交、中極**。

 按摩Check表

按摩時機	按壓力道	拇指壓法	按摩功效
肌肉痙攣	重		運化風氣，冷降水濕。

穴道自癒力

1. 此穴可治頭痛、目外眥痛、目眩、瘰癧、脅肋痛、瘧疾、中風偏癱、痹痛不仁、足跗腫痛、膽經頭痛、腰痛、肌肉痙攣、眼疾、結膜炎、膽囊炎、中風、神經官能症等疾病。

2. 經常按摩還能治療女性乳房疾病，如乳腺炎、乳腺增生、頸部淋巴結結核、退乳等。

3. 足臨泣配丘墟、解谿、崑崙，具有消腫止痛的作用，可治療足跗腫痛；配風池、太陽、外關，有祛風、活絡的作用，可舒緩偏頭痛。

下肢不遂腿麻痺

風市穴

1秒3D透析穴道

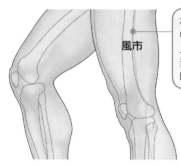

風市

在人體大腿外側的
中線上,於膕橫紋
上7寸,或者直立
垂手時,中指指尖
的所在部位。

1分鐘按摩點點穴

　　直立或側臥,手自然下垂,手掌輕貼大腿中線
如立正狀,中指指腹所在處即是。以中指指腹垂直
下壓穴位, 有酸、脹、麻等感覺。古代醫書中,記
載本穴對風痹疼痛,半身不遂,腳氣,腰腿酸痛,
兩膝攣痛,渾身搔癢等疾患有療效。

對症配穴

★中心型類風濕（又稱為僵直性脊椎炎，主要侵犯脊椎關節及附近肌腱、韌帶等軟組織的慢性疾病，並使其鈣化僵硬，讓脊椎失去柔軟度），可按▶**風市+風池、大杼、大椎、命門、關元、腰陽關、十七椎。**

 按摩Check表

按摩時機	按壓力道	中指壓法	按摩功效
半身不遂	重		運化水濕。

穴道自癒力

1 長期按摩具有祛風濕，利腿足的作用。

2 現代中醫常利用本穴治療患者腰背的坐骨神經痛、位於四肢的風濕關節炎、腳痛、腿膝無力、酸痛、腰重起坐難等病症。

3 長期按壓能有效治療下肢神經麻痺、腳氣、股外神經炎、全身搔癢、半身不遂等疾患。

腰腿的肌肉發炎

環跳穴

1秒3D透析穴道

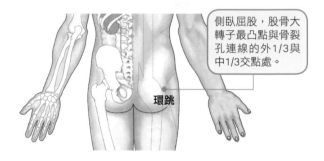

側臥屈股，股骨大
轉子最凸點與骨裂
孔連線的外1/3與
中1/3交點處。

環跳

1分鐘按摩點點穴

　　自然站立，同側手插腿臀上，四指在前，大拇指指腹按壓該穴。《針灸甲乙經》云：「在髀（大腿骨）樞中。側臥，伸下足，屈上足取之。」又稱作「臏骨」、「髖骨」、「分中」、「環各」、「髀樞」、「髀厭」。

對症配穴

★ 下肢麻痺疼痛、發炎，可按▶**環跳+陰門、
陽陵泉、委中。**

★ 風疹，請按▶**環跳+風池、曲池。**

按摩Check表

按摩時機	按壓力道	拇指壓法	按摩功效
腰胯疼痛	重		運化水濕。

穴道自癒力

1. 對腰痛、背痛、腿痛、坐骨神經痛等疾病有特效。輕按痛點和環跳穴，可迅速舒緩腰痛。

2. 長期按摩對下肢麻痺、腰部肌炎、大腿肌炎、膝部肌炎、風疹、腳氣等症狀，具有良好的調理、改善、醫治和保健作用。

3. 古籍記載，環跳穴可治療「偏風，半身不遂，髀樞痛不可舉，腰脅相引急痛，冷風濕痺，痺不仁，股膝酸痛，脛痛不可屈伸」等疾病。

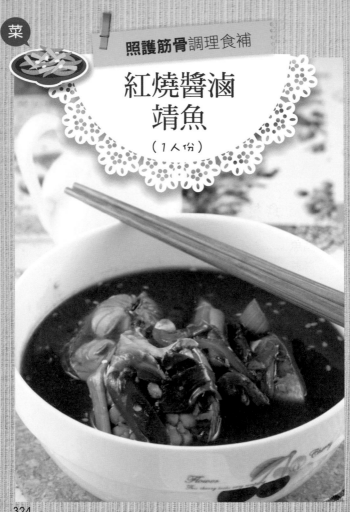

菜

紅燒醬滷
靖魚

（1人份）

吃補Point

關節炎是身體發炎反應，而前列腺素是引起組織發炎的元兇。深海魚的魚油富含Omega-3脂肪酸，可阻止前列腺素產生，如鮭魚、鮪魚、鯖魚（小型青花魚）等深海魚類，建議一週可吃3～4次。

🧺 食材 *Shopping*

鯖魚	.............1條	西洋芹、蒜苗	............1支
洋蔥	..............半顆	醬油	.........................30克
薑、辣椒	........適量	砂糖、米酒、芝麻	...少許

🍲 作法 *Note*

❶辣椒斜切成小段；洋蔥洗淨去皮，切長條；蒜苗、西洋芹洗淨後切長段；薑切成薑片，並連同以上材料放入大碗中備用。

❷鯖魚橫切成塊後，也放入大碗中，並加入醬油、米酒和砂糖，攪拌均勻後醃製10分鐘。

❸魚連同醃料加水紅燒，最後撒上芝麻即完成。

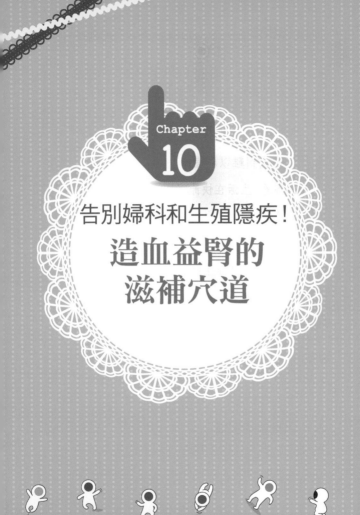

Chapter
10

告別婦科和生殖隱疾！

造血益腎的
滋補穴道

男性和女性患上生殖和婦科疾病，總是感到難以啟齒，但其實並不需要感到害羞，生活在快節奏的環境下，面對巨大的工作壓力，加上作息不正常，難免會喪失元氣和體力。本章針對月事、更年期、小便不利等症狀，提供穴道按摩的補身方式，不僅能強身健體，解決性功能問題，還能促進男女之間的 *love love*！

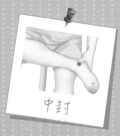

中封

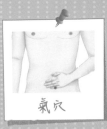

氣穴

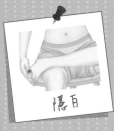

隱白

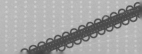

男女生殖治理穴
歸來穴

對症主治

疝氣、月經不調、不孕、腹痛、畏寒

1秒3D透析穴道

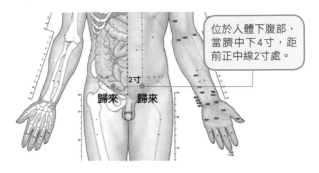

位於人體下腹部，當臍中下4寸，距前正中線2寸處。

2寸

歸來　　歸來

1分鐘按摩點點穴

　　以食指、中指、無名指三指指腹垂直下按腹部兩側穴位。中指力道最強，由內而外揉按1分鐘。此處穴位主治睪丸上縮，小腹引痛，子宮脫垂等疾病，按壓此穴可使氣血旺盛，並讓下垂或上縮之疾賦歸原處，故名為歸來。

對症配穴

★ 五淋（小便混濁），可按▶**歸來+三陰交**。

★ 泄痢便祕、繞臍腹痛，請按▶**歸來+公孫、水分、天樞、足三里**。

★ 疝氣，可按▶**歸來+大敦**。

★ 月經不調，多按▶**歸來+三陰交、中極**。

 按摩Check表

按摩時機	按壓力道	三指壓法	按摩功效
生殖病症	中		調經止痛、治疝氣。

穴道自癒力

1 按摩此處穴位，能夠治療疝氣、月經不調、不孕、帶下、子宮內膜炎、陽萎、睪丸炎、陰莖病、男女生殖器等病症。

2 對腹痛腹寒、虛弱、畏寒、生理期疼痛等病症，具有良好的調理保健功效。

3 歸來亦稱為「谿穴」、「豁谷」、「谿谷」。

溫經理氣治疝氣
氣衝穴

1秒3D透析穴道

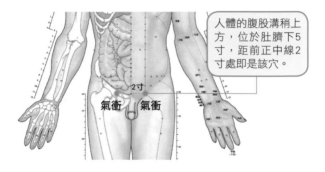

人體的腹股溝稍上方，位於肚臍下5寸，距前正中線2寸處即是該穴。

2寸

氣衝　　氣衝

1分鐘按摩點點穴

　　以食指指腹按揉穴道，每次同時以左右手按對稱穴道約1分鐘。《內經・素問》還說：「刺氣街中脈，血不出，為腫鼠僕（腹股溝，即鼠蹊處會腫大）。」氣街即氣衝，故此穴不可針灸；《銅人》也云：「炷如大麥，禁不可針。」

對症配穴

★ 腸鳴腹痛，可按▶**氣衝+氣海**。

按摩Check表

按摩時機	按壓力道	食指壓法	按摩功效
疝氣	中		行氣活血，溫通筋脈。

穴道自癒力

1. 長期按壓此穴，能夠治療腹痛、疝氣、月經不調、不孕、陽萎、婦人陰腫等病症。

2. 氣衝配曲泉、太衝，有溫經理氣的作用。

3. 《素問·痿論》表示：「衝脈者，經脈之海也，主滲灌谿谷，與陽明合於宗筋，陰陽總宗筋之會，會於氣街而陽明為之長……」其意指衝脈是人體各經脈之源，並且交會於足陽明氣街穴，而氣街就是指氣衝穴。

4. 氣，指穴內的氣血；衝，衝脈。氣衝穴亦被稱作「氣街」、「羊屎」。

月經崩漏腹部寒

隱白穴

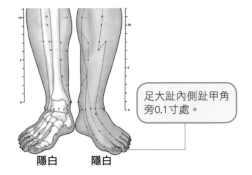

對症主治

月經崩漏、子宮痙攣、小兒疳積

1秒3D透析穴道

足大趾內側趾甲角旁0.1寸處。

隱白　　隱白

1分鐘按摩點點穴

　　正坐，抬腳置放在另一大腿上，用另一手大拇指按壓足大趾內側趾甲角旁。《針灸甲乙經》記載：「足下寒，中悶，嘔吐，不欲食飲，隱白主之；腹中有寒氣，隱白主之；飲渴身伏多唾，隱白主之。」

對症配穴

★ 月經過多（崩漏），可按▶**隱白+氣海、血海、三陰交**。

★ 吐血，可按▶**隱白+脾俞、上脘、肝俞**。

★ 出血症，請按▶**隱白+地機、三陰交**。

按摩Check表

按摩時機	按壓力道	拇指壓法	按摩功效
月經崩漏	中		調經止血、安神健胃。

穴道自癒力

1 經常按摩此穴，能使經期不規律，甚至有時還會突然大量出血，或者間歇不斷、子宮痙攣等症狀得到緩解。

2 對小兒疳積（脾胃損傷），腸炎、腹瀉、多夢等病症，具有良好療效。

3 對腹脹不得安臥、便血、尿血、癲狂、驚風等病症，也具有保健調理效果。

造血祛瘀婦女病
血海穴

1秒3D透析穴道

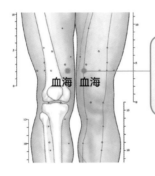

血海　血海

屈膝，在大腿內
側，髕底內側端上
2寸，股四頭肌內
側頭的隆起處即是
該穴。

1分鐘按摩點點穴

　　正坐，翹左足置放在右膝上，彎曲大拇指，以其指尖按揉穴位1分鐘。《針灸甲乙經》曰：「若血閉不通，逆氣脹，血海主之。」《大成》曰：「暴崩（非經期而大量出血之症）不止，血海主之。」可見血海穴對婦女病之療效。

對症配穴

★ 月經不調，可按▶**血海+帶脈**。

★ 蕁麻疹，請按▶**血海+曲池、合谷**。

 按摩Check表

按摩時機	按壓力道	拇指壓法	按摩功效
月經不調	中		清血利濕。

穴道自癒力

1 此穴是人體脾血的歸聚之處，具有祛瘀血、生新血的功能，屬於女子生血之海。

2 能清血利濕，治療月經不調、崩漏、閉經等病症，對身體氣血具有保健調理功能。

3 對蕁麻疹、丹毒、濕疹、癰瘡、膝痛等，具有良好的保健調理功效；按摩敲打此穴，還可治療濕癢瘡毒。

4 「血海」意指此穴是脾經氣血的聚集處。《類經圖翼》曰：「主帶下，逆氣，腹脹。」

經期不順調婦疾
氣穴

1秒3D透析穴道

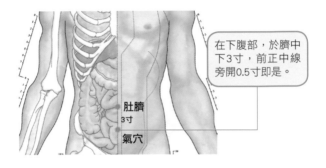

在下腹部，於臍中下3寸，前正中線旁開0.5寸即是。

肚臍

3寸

氣穴

1分鐘按摩點點穴

　　站立，將一手掌的五指併攏，放於腹部。掌心朝腹部，拇指指腹置於肚臍眼，則小指所在位置即是，用雙手的四指頭輕壓揉摸該穴。此穴位名出自《針灸甲乙經》，因其與人體的臟腑經絡之氣相通，故稱「氣穴」。

對症配穴

★ 消化不良，請按▶**氣穴+天樞、大腸俞**。

★ 五淋（小便色澤混濁）、小便不利，請按▶**氣穴+中極、陰陵泉、膀胱俞**。

★ 月經不調、血帶、宮冷不孕（胞宮虛寒）、先兆流產、陽萎、不孕症▶**氣穴+氣海、三陰交、腎俞、血海**。

按摩Check表

按摩時機	按壓力道	四指壓法	按摩功效
月經不調	輕		補益衝任。

穴道自癒力

1 按摩此穴，具有補益衝任的作用。

2 長期按摩，能治療月經不調、白帶、小便不通、泄瀉、痢疾、腰脊痛、陽萎、生理不順、腰部疼痛、冷感症等疾患，是人體足少陰腎經上的重要穴道。

緩解生理期疼痛

三陰交穴

對症主治

生理痛、腳底腫脹、
月經不調、難產

1秒3D透析穴道

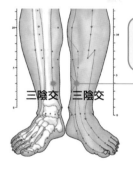

腿內側，足內踝尖
上3寸，脛骨內側
緣後方即是。

三陰交　三陰交

1分鐘按摩點點穴

　　抬腳置另一腿上，以大拇指指尖垂直按壓穴
位。《聖濟總錄》云：「陰廉二穴，在羊矢下，去
氣衝二寸動脈中，治婦人絕產，若未經生產者，可
灸三壯即有子，針入八分，留七呼。」以上說明陰
廉的針灸療效。

🎯 對症配穴

★ 腸鳴泄瀉，請按▶**三陰交+足三里**。

★ 月經不調，請按▶**三陰交+中極**。

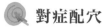

按摩時機	按壓力道	拇指壓法	按摩功效
生理痛	中		通絡止血、調經止痛。

🟦 穴道自癒力

1. 此穴是婦科主穴，對婦科疾病具有療效，如子宮功能性出血（指經期延長）、月經不調、經痛、赤白帶下、不孕、崩漏、閉經、子宮脫垂、難產、產後血暈、產後惡露不行等。

2. 按壓此穴位還能治療男女生殖器官的疾病，如遺精、遺尿、陽萎等。

3. 可使腹脹、消化不良、食慾不振、腸絞痛、腹瀉、失眠、神經衰弱、全身無力、下肢麻痺、神經痛、腳氣病、更年期綜合症等得到緩解。

陰部搔癢白帶多
陰廉穴

1秒3D透析穴道

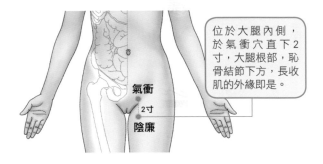

位於大腿內側，於氣衝穴直下2寸，大腿根部，恥骨結節下方，長收肌的外緣即是。

氣衝

2寸

陰廉

1分鐘按摩點點穴

　　四指併攏，由下往上揉按1分鐘，有特殊脹、酸、疼痛的感覺。《聖濟總錄》云：「陰廉二穴，在羊矢下，去氣衝二寸動脈中，治婦人絕產，若未經生產者，可灸三壯即有子。」陰廉能治不孕症，且經常按摩有通利下焦的作用。

對症配穴

★ 濕熱下注而引起的月經不調，請按▶**陰廉+曲骨、次髎、三陰交**。

★ 膀胱炎、膀胱結石等疾患，請按▶**陰廉+委中、次髎、膀胱俞**。

 按摩Check表

按摩時機	按壓力道	四指壓法	按摩功效
陰部搔癢	重		收引水濕。

穴道自癒力

1 按摩此穴對月經不調、赤白帶下、陰部搔癢、陰腫、疝痛、腹腰腿疼痛、下肢痙攣等症狀，有改善調理、醫治保健的作用。

2 陰廉配曲骨、次髎、三陰交，可治療由濕熱下注所引起的月經不調、白帶多、陰門搔癢、股癬等疾病；配腎俞、大赫、命門、太谿，能治療女性、男性不育之症。

調理更年期不適
關衝穴

對症主治

喉炎、口乾、頭痛、
胸中氣噎

1秒3D透析穴道

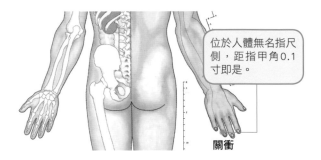

位於人體無名指尺
側,距指甲角0.1
寸即是。

關衝

1分鐘按摩點點穴

　　正坐,舉臂屈肘,掌心朝下,放在自己的胸
前;用一手四指輕抬另一手的四指端,彎曲大拇
指,以指甲尖掐按無名指指甲旁穴位即是。彎曲大
拇指,以指甲尖掐按無名指指甲旁穴位。此穴位名
出自《靈樞・本輸》,屬手少陽三焦經。

對症配穴

★ 中暑、昏厥，請按▶**關衝+內關、人中**。

 按摩Check表

按摩時機	按壓力道	拇指壓法	按摩功效
潮熱	重		散熱生氣。

穴道自癒力

1 對喉炎、口乾、頭痛，胸中氣噎不嗜食、臂肘痛不能舉、視物不明等，具有明顯療效。

2 長期按壓，對結膜炎、目生翳膜、耳聾、頰腫、前臂神經痛、五指疼痛，熱病等疾患，具有良好的調理和保健作用。

3 女性從40歲左右開始，會逐漸出現生理性退化、體內雌激素分泌減少的情況，並有胸悶不適、心律不整、血壓波動、煩躁不安、失眠、多疑、注意力不集中、性欲減退等更年期症狀。每天持續按壓關衝穴可以調理更年期不適。

關元穴

1秒3D透析穴道

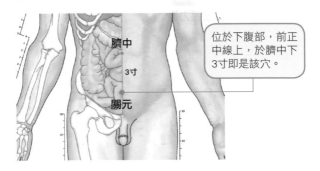

臍中

3寸

關元

位於下腹部，前正中線上，於臍中下3寸即是該穴。

1分鐘按摩點點穴

　　正坐，雙手置於小腹，掌心朝下，左手中指指腹所在處即是該穴，以左手中指指腹按壓穴道，右手中指指腹按壓左手中指指甲上，同時用力揉按穴道，有酸脹感。關元穴又稱丹田，據《針灸甲乙經》記載，其為「足三陰、任脈之會」。

對症配穴

★ 中風，請按▶**關元+氣海、腎俞、神闕**。

★ 虛勞、裡急（腹中拘急疼痛）、腹痛▶**關元 +足三里、脾俞、大腸俞、公孫**。

 按摩Check表

按摩時機	按壓力道	中指壓法	按摩功效
陽萎	重		募集小腸經氣血。

穴道自癒力

1. 按摩此穴，有培腎固本、調氣回陽的作用，能治療陽萎、早洩、月經不調、崩漏、帶下、不孕、子宮脫垂、閉經、遺精、遺尿、小便頻繁、小便不通、痛經、產後出血、小腹痛、腹瀉、痢疾、神經衰弱等症狀。

2. 長期按摩對全身衰弱、尿路感染、腎炎、疝氣、脫肛、尿道炎、盆腔炎、腸粘連、小兒消化不良等疾患，有調理、改善的功效。

男女隱疾皆適用

曲泉穴

對症主治

子宮脫垂、陰道炎、
前列腺炎、遺精陽萎

1秒3D透析穴道

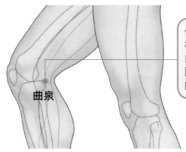

曲泉

位於膝關節內側面
橫紋內側端，股骨
內側髁的後緣，半
腱肌、半膜肌止端
的前緣凹陷處。

1分鐘按摩點點穴

　　四指併攏由下往上揉按，有特殊脹、酸、疼痛
的感覺。曲泉穴為重要的人體特效穴；曲泉配復
溜、腎俞、肝俞，可治療由於肝腎陰虛引起的眩
暈、翳障眼病；配歸來、三陰交，則可治療由肝鬱
氣滯所引起的痛經和月經不調。

對症配穴

★ 膽道疾患，請按▶**曲泉+丘墟、陽陵泉。**

★ 肝臟排毒不良而發炎，多按▶**曲泉+肝俞、腎俞、章門、商丘、太衝。**

★ 心腹疼痛、乳房脹痛、因疝氣引起的小腹疼痛，可按▶**曲泉+支溝、陽陵泉。**

 按摩Check表

按摩時機	按壓力道	四指壓法	按摩功效
子宮脫垂	輕		清利濕熱、通調下焦。

穴道自癒力

1 經常按摩對月經不調、痛經、白帶、陰挺、陰癢、產後腹痛、遺精、陽萎、疝氣、小便不利、頭痛、目眩、癲狂、膝臏腫痛、下肢痿痺等症狀，具有輔助療效。

2 曲泉配丘墟、陽陵泉，可治療膽道疾患；配肝俞、腎俞、章門、商丘、太衝，可治療肝炎。

益腎補氣健腰膝

太谿穴

1秒3D透析穴道

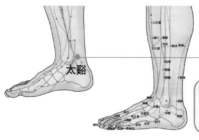

太谿

位於足內側，內踝後方與腳跟骨筋腱之間的凹陷處。

1分鐘按摩點點穴

以大拇指指腹由上往下刮按該穴，按壓約1分鐘。此穴位名出自《靈樞·本輸》，其「谿」亦同「溪」，《針灸大成》中稱其為「呂細」，為一重要穴位，具有「決生死，處百病」的作用。經常按摩可於日常生活保健身體各種疾病。

對症配穴

★ 熱病煩心、足寒清（下肢陰寒清冷）、多汗，請按▶**太谿+丘然谷**。

★ 腎脹發炎，多按▶**太谿+腎俞**。

★ 心痛如錐刺，請按▶**太谿+支溝、然谷**。

按摩時機	按壓力道	拇指壓法	按摩功效
腎虛	輕		清熱生氣。

穴道自癒力

1. 長期按壓，能益腎、清熱、健腰膝、調節內臟，並緩解腎炎、膀胱炎、月經不調、遺尿、遺精、神經衰弱、腰痛、足底疼痛等病症。

2. 透過刮按穴位，還能有效治療女性子宮疾患。

3. 經常按揉此穴，對於咽喉腫痛、耳鳴、失眠、脫髮、齒痛、氣喘、胸悶、咳血、健忘等症，也具有保健調理作用。

強健腰腎增精力
復溜穴

睪丸炎、尿路感染、
白帶過多、子宮出血

1秒3D透析穴道

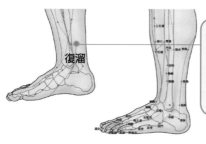

復溜

位於小腿裡側，腳
踝內側中央上二指
寬處，脛骨與跟腱
間。（或太谿穴直
上2寸，跟腱的前
方。）

1分鐘按摩點點穴

　　以大拇指指腹由上往下推按該穴，按壓約1分
鐘。復溜穴是滋陰補腎的重要穴位，《針灸大成》
記載：「主腸澼，腰脊內引痛，不得俯仰起坐。」
《醫宗金鑑》云：「主治血淋，氣滯腰痛。」可見
此穴針對腰腎疼痛等症有療效。

對症配穴

★ 盜汗不止，請按▶**復溜+後溪、陰郄**。

★ 癃閉，多按▶**復溜+中極、陰谷**。

 按摩Check表

按摩時機	按壓力道	拇指壓法	按摩功效
睪丸炎	輕		補腎益氣。

穴道自癒力

1 按摩此穴，具有補腎益氣的調養作用。

2 對泄瀉、腸鳴、水腫、腹脹、腿腫、足痿（腿部肌肉痿縮）、盜汗、身熱無汗、腰脊強痛等症，具有緩解、改善的作用。

3 長期按壓還能有效醫治腎炎、神經衰弱、精力衰退、記憶力不佳、手腳冰冷、手腳浮腫、脈博細微不可察等疾病。

4 對男性睪丸炎、女性子宮功能性出血、尿路感染、白帶過多等症，也具有改善作用。

遺精陽萎腹疼痛
橫骨穴

1秒3D透析穴道

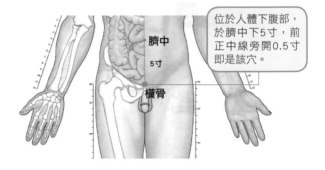

臍中

5寸

橫骨

位於人體下腹部，
於臍中下5寸，前
正中線旁開0.5寸
即是該穴。

1分鐘按摩點點穴

　　用雙手的四指頭輕壓揉穴位，按壓約1分鐘。
《中誥孔穴圖經》中稱「腰俞穴」為「髓空」；
《黃帝內經·素問》張志聰注：「髓空即橫骨
穴。」為腎經之主穴，主汗不出，足清不仁（下肢
冰冷麻痺），督脈氣所發也。

對症配穴

★ 癃閉（指小便點滴而短少，排尿困難），
請按▶**橫骨+中極、三陰交**。

★ 陽萎、崩漏、月經不調，多按▶**橫骨+關
元、腎俞、志室、大赫**。

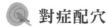

按摩時機	按壓力道	四指壓法	按摩功效
遺精	輕		散熱降溫。

穴道自癒力

1. 橫骨穴具有清熱除燥的作用。

2. 經常按摩，可治療陰部疼痛、小腹疼痛、遺
精、陽萎、遺尿、小便不通、疝氣等疾病。

3. 《針灸甲乙經》記載：「橫骨一名下極，在大赫
下一寸，衝脈、足少陰之會，刺入一寸，灸五
壯。」意指此穴炙法；亦名「下極」、「屈
骨」、「屈骨端」、「曲骨端」。

早洩陽萎不孕症
大赫穴

1秒3D透析穴道

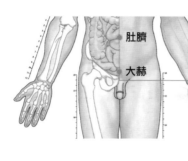

肚臍

大赫

位於人體的下腹部，從肚臍到恥骨上方畫一條線，將此線五等分，由肚臍往下4/5點的左右一指寬處，即為此穴。

1分鐘按摩點點穴

用雙手的四指輕壓揉穴位，按壓約1分鐘。此穴位名出自《針灸甲乙經》，在中醫臨床上為治療婦科疾病和男性疾病的關鍵穴位。其與膀胱俞穴、太衝穴等配合，對男性前列腺炎具有良好療效；此外，也能調理、改善各種婦科病症。

對症配穴

★陽萎早洩、遺精、帶下，請按▶**大赫+陰 交、帶脈、大敦、中極**。

★男科生殖疾病、不育症，多按▶**大赫+命 門、腎俞、志室、中極、關元**。

按摩Check表

按摩時機	按壓力道	四指壓法	按摩功效
早洩	輕		散熱生氣。

穴道自癒力

1. 按摩此穴，具有散熱生氣的作用。

2. 經常按摩能治療陽萎、早洩、膀胱疾病等。

3. 長期按摩，對子宮脫垂、遺精、帶下、月經不 調、痛經、不妊（不孕）、泄瀉、痢疾不止等 疾患，都具有治療效果。

4. 「大赫」意指體內衝脈的高溫高濕之氣從本穴外 出腎經。亦稱「陰維」、「陰關」。

治生殖泌尿疾病
中極穴

1秒3D透析穴道

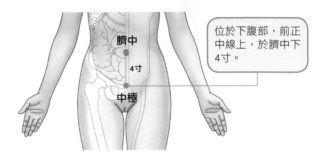

臍中

4寸

中極

位於下腹部，前正中線上，於臍中下4寸。

1分鐘按摩點點穴

　　以左手中指指腹按壓穴道，右手中指指腹按壓左手中指指甲上，同時用力揉按穴道，有酸脹感。《類經圖翼》特別提到：「孕婦不可灸。」但按壓本穴可治療各種女性婦科疾病；如月經不調、子宮脫垂、產後惡露不止、胞衣不下等。

對症配穴

★ 陽萎、早洩等男性生殖疾病,請按▶**中極+ 大赫、腎俞、陰交**。

★ 遺溺不止、小便不禁,常按▶**中極+陰谷、 氣海、腎俞**。

按摩時機	按壓力道	中指壓法	按摩功效
頻尿	重		募集膀胱經水濕。

按摩Check表

 穴道自癒力

1. 長期按摩對遺尿不禁、疝氣、不孕、崩漏、白濁、積聚疼痛、陰痛、陰癢、陰挺等症狀,具有調理和保健作用。

2. 配膀胱俞,有調理臟腑氣機的作用,治療膀胱氣化功能不足所引起的小便異常;配關元、三陰交、陰陵泉,有化氣行水的作用,能治療尿瀦留、淋症;配陰交、石門,能活血化瘀。

排尿不通睪丸腫

足五里穴

1秒3D透析穴道

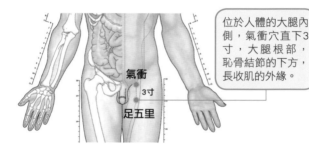

氣衝

3寸

足五里

位於人體的大腿內
側，氣衝穴直下3
寸，大腿根部，
恥骨結節的下方，
長收肌的外緣。

1分鐘按摩點點穴

　　正坐垂足，將手平放於大腿根部，掌心向著腿
部，四指併攏，食指指尖所在處即是。四指併攏，
由下往上揉按，有特殊脹、酸、疼痛的感覺。此穴
位名出自《針灸甲乙經》，原名「五里」；在《聖
濟總錄》中名「足五里」，屬足厥陰肝經。

對症配穴

★嗜臥床不起、多眠、善眠，請按▶**足五里+三陽絡、天井、厲兌**。

 按摩Check表

按摩時機	按壓力道	四指壓法	按摩功效
睪丸腫痛	重		固化脾土，除濕降濁。

穴道自癒力

1. 按摩此穴具有行氣提神、通利水道的作用。

2. 對少腹脹痛、小便不通、陰挺、睪丸腫痛、嗜臥（多眠）、四肢倦怠、瘰癧，具有良好療效。

3. 長期按摩足五里穴能輔助治療陰囊濕疹、尿瀦留（小便阻塞不出）、遺尿、陰部癢濕、股內側痛、胸悶氣短等疾患。

4. 足，指穴位在足部；五里，指此穴氣血的作用範圍像五里般廣大，主治生殖泌尿疾病。亦稱「五里」、「股五里」。

足冷遺精陰莖痛
中封穴

1秒3D透析穴道

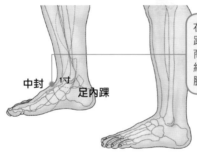

在人體的足背側，
距足內踝1寸處，
商丘穴與解谿穴連
線之間，脛骨前肌
腱的內側凹陷處。

中封　1寸
足內踝

1分鐘按摩點點穴

　　正坐，將右腳置於左腿上，左手掌從腳後跟處
握住，四指在腳後跟，大拇指位於足內踝外側，用
大拇指指腹揉按穴位，有酸、脹、痛的感覺。據
《針灸甲乙經》記載：「身黃時有微熱，不嗜食，
膝內內踝前痛，少氣，身體重，中封主之。」

對症配穴

★ 黃疸、瘧疾（瘧原蟲引起的傳染病），請
按▶**中封+膽俞、陽陵泉、內庭、太衝。**

★ 陰莖腫痛、遺精不適，可按▶**中封+足三
里、陰廉。**

按摩時機	按壓力道	拇指壓法	按摩功效
陰莖痛	重		息風化氣。

穴道自癒力

1 長期按摩中封穴對疝氣、陰莖痛、遺精、小便不
利、黃疸、胸腹脹滿、腰酸痛、足冷、內踝腫
痛等症，具有良好的療效。

2 中封配解溪、崑崙，具有活血消腫的作用，能治
療內踝腫痛；配氣海、中極，有利水通淋的作
用，可治療小便不利；配大赫、志室，有固攝
精關的作用，可治療遺精。

治男女房事不順
會陰穴

1秒3D透析穴道

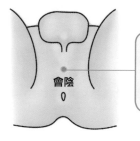

會陰

位於人體會陰部，男性當陰囊根部與肛門（女性則是大陰唇後聯合）連線的中點。

1分鐘按摩點點穴

　　左手中指指腹按壓在穴位上，右手中指指腹，按壓在左手指甲上，兩手中指交疊以指腹出力揉按，有酸脹感。據《針灸甲乙經》記載，會陰穴位在「任脈別絡，俠督脈、衝脈之會」，可調理癲狂、疝氣、腰酸、氣虛、畏寒、月經不調。

對症配穴

★ 癲狂癇，請按▶**會陰+神門**。

★ 溺水窒息，可按▶**會陰+水溝**。

 按摩Check表

按摩時機	按壓力道	中指壓法	按摩功效
陰道炎	重		生發任脈經氣。

穴道自癒力

1 按摩此穴，有醒神鎮驚、通調二陰的作用，對溺水窒息、產後昏迷不醒具有明顯療效。

2 能治療男女性功能障礙、生殖器官疾病，對陰癢、陰部汗濕、陰門腫痛、小便難、大便閉結、閉經、陰道炎、睪丸炎、陰囊炎等有功效。

3 會陰配三陰交，有強陰醒神的作用，能治療產後暴厥；配魚際，有養陰瀉熱的作用，可治療陰汗如水流；配中極、肩井，有行氣通絡、強陰壯陽的作用，可治療難產、宮縮無力等症。

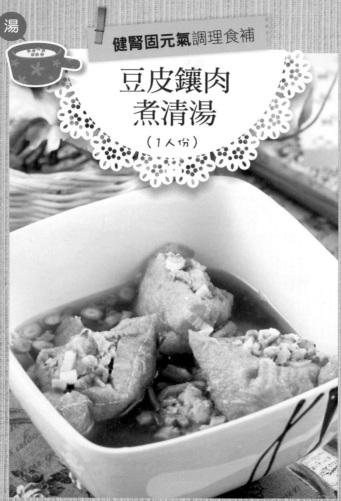

健腎固元氣調理食補

豆皮鑲肉
煮清湯

（1人份）

豆皮、豆腐是以黃豆製成，而黃豆含有天然的雌性素，可以減緩更年期因為女性荷爾蒙缺乏所造成的各種症狀。入菜搭配的豬肉則是性味甘鹹平，具有潤腸胃，生津液，補腎氣，解熱毒之功效。

🧺 食材 *Shopping*

豆包	5個	薑	適量
豬絞肉	60克	青蔥	1支
鮮香菇	1朵	白胡椒	適量
山藥	30克	米酒	適量

🔪 作法 *Note*

① 青蔥切成蔥花；香菇、薑切成末；山藥搗成泥；以上食材連同豬絞肉攪拌在一起，再加適量的鹽、白胡椒和米酒調味做成肉餡。

② 將肉餡填入豆包中，再放入滾水中熬煮。

③ 約煮10分鐘，撒入鹽巴和蔥花即完成。

NOTE

國家圖書館出版品預行編目資料

1分鐘對症取穴輕巧本：最強速效圖解按摩自療書/賴鎮源
著 -- 初版. -- 新北市中和區：活泉書坊，采舍國際有限公
司發行 2023.1　面；公分；--（生活輕提案03）
ISBN 978-986-271-951-0（平裝）

1.CST: 穴位療法　2.CST: 經穴　3.CST: 按摩

413.915　　　　　　　　　　　　　　　　111016367

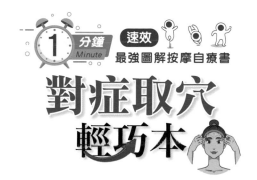

1 分鐘 Minute

速效

最強圖解按摩自療書

對症取穴
輕巧本

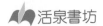
活泉書坊

1分鐘對症取穴輕巧本

出 版 者■活泉書坊
作　　者■賴鎮源　　　　　　文字編輯■范心瑜
總 編 輯■歐綾纖　　　　　　美術設計■May

台灣出版中心 ■ 新北市中和區中山路2段366巷10號10樓
電話 ■（02）2248-7896　　　　　　傳真 ■（02）2248-7758
物流中心 ■ 新北市中和區中山路2段366巷10號3樓
電話 ■（02）8245-8786　　　　　　傳真 ■（02）8245-8718
ISBN ■ 978-986-271-951-0
出版日期 ■ 2023年最新版

全球華文市場總代理／采舍國際
地址 ■ 新北市中和區中山路2段366巷10號3樓
電話 ■（02）8245-8786　　　　　　傳真 ■（02）8245-8718

新絲路網路書店
地址 ■ 新北市中和區中山路2段366巷10號10樓
網址 ■ www.silkbook.com
電話 ■（02）8245-9896
傳真 ■（02）8245-8819

本書採減碳印製流程並使用優質中性紙（Acid & Alkali Free）最符環保需求。

線上總代理 ■ 全球華文聯合出版平台
主題討論區 ■ http://www.silkbook.com/bookclub　　　◎ 新絲路讀書會
紙本書平台 ■ http://www.silkbook.com　　　　　　　◎ 新絲路網路書店
電子書下載 ■ http://www.book4u.com.tw　　　　　　◎ 電子書中心(Acrobat Reader)

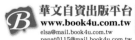

華文自資出版平台
www.book4u.com.tw
elsa@mail.book4u.com.tw
panat0115@mail.book4u.com.tw

全球最大的華文圖書自費出版中心
專業客製化自資出版．發行通路全國最強！